DE LA

MÉDICATION SALICYLÉE

DANS LE

RHUMATISME CHEZ LES ENFANTS

PAR

Joseph DESEILLE,
Docteur en médecine de la Faculté de Paris,
Ancien externe des hôpitaux.

PARIS
LIBRAIRIE ALEXANDRE COCCOZ
11, RUE DE L'ANCIENNE-COMÉDIE 11,

1879

DE LA

MÉDICATION SALICYLÉE

DANS LE

RHUMATISME CHEZ LES ENFANTS

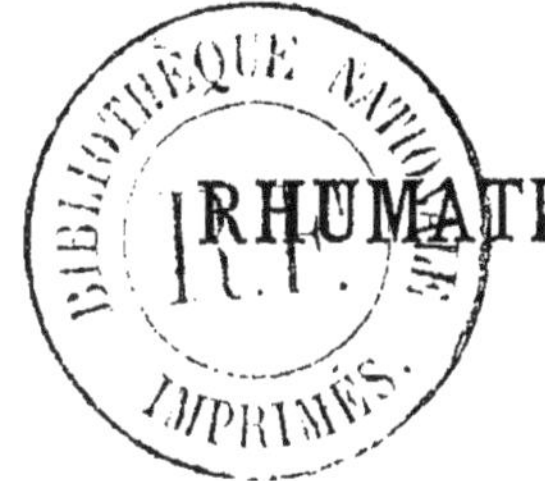

PAR

Joseph DESEILLE,
Docteur en médecine de la Faculté de Paris,
Ancien externe des hôpitaux.

PARIS
LIBRAIRIE ALEXANDRE COCCOZ
11, RUE DE L'ANCIENNE-COMÉDIE 11.

1879

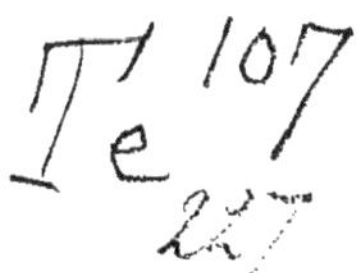

A MON PÈRE

A MA MÈRE

A MON FRERE

A M. LE DOCTEUR DEWULF-PONTONNIER

Chevalier de la Légion d'honneur.

TÉMOIGNAGE D'AFFECTION ET DE RECONNAISSANCE.

A MES PARENTS

A MES AMIS

A MON PRÉSIDENT DE THÈSE

M. LE DOCTEUR BROUARDEL
Professeur de médecine légale,
Médecin de l'hôpital de la Pitié,
Chevalier de la Légion d'honneur.

A MES MAITRES DANS LES HÔPITAUX

M. LE DOCTEUR PANAS
Professeur d'ophthalmologie à la Faculté de médecine,
Chirurgien de l'Hotel-Dieu,
Membre de l'Académie de médecine,
Chevalier de la Légion d'honneur.

M. LE DOCTEUR MILLARD
Médecin de l'hôpital Beaujon,
Chevalier de la Légion d'honneur.

M. LE DOCTEUR ARCHAMBAULT
Médecin de l'hôpital des Enfants.
Chevalier de la Légion d'honneur.

DE LA

MÉDICATION SALICYLÉE

DANS LE

RHUMATISME CHEZ LES ENFANTS

INTRODUCTION

Tout médicament, qui entre dans la thérapeutique, passe presque fatalement par trois phases. Au début, l'enthousiasme pour la nouveauté se donne libre carrière; le nouvel agent ne manque pas d'apologistes. Les expérimentations se font de tous côtés, les applications se multiplient pour cette raison, et il peut sembler qu'on ait affaire non à un médicament, mais à une panacée. Puis, peu à peu, à mesure que la lumière se fait, les insuccès apparaissent, les promesses trop exagérées ne se réalisent pas ; l'éloge enthousiaste fait place à l'oubli systématique, et l'on dit trop de mal du médicament, parce qu'on en a dit trop de bien. Pour qu'il prenne sa place réelle dans l'art de guérir, il faut que plus tard il se fasse un travail de sélection, d'élimination, qui ne conserve que les applications véritablement utiles.

Les préparations salicylées semblent devoir passer par ces trois phases que nous venons d'esquisser à grands traits. Les insuccès et les revers opposés aux éloges pompeux qu'on en a fait risquent de les faire tomber dans un oubli peut-être injuste.

Les effets du salicylate de soude ont surtout été étudiés chez l'adulte. Dans les travaux si nombreux publiés sur ce médicament, il est à peine question de son emploi dans l'enfance.

Pendant notre année d'externat, chez M. le Dr Archambault, nous avons été à même de constater les heureux résultats de la médication salicylée chez les enfants rhumatisants ; nous avons cru qu'il ne serait pas inutile de les faire connaître et d'en faire le sujet de notre travail inaugural.

Qu'il nous soit permis de remercier ici notre maître, M. le Dr Archambault, médecin de l'hôpital des Enfants, pour sa bienveillance et pour les conseils éclairés qu'il n'a cessé de nous prodiguer.

Nous devons aussi témoigner toute notre reconnaissance à M. Bergeron, médecin de l'hôpital Sainte-Eugénie, pour l'extrême obligeance avec laquelle il a bien voulu nous communiquer les observations de rhumatismes traités dans son service par le salicylate de soude.

Nous diviserons cette courte étude en quatre chapitre : Dans un premier chapitre, nous indiquerons les doses et les modes d'administration du médicament chez l'enfant. Le second chapitre aura trait à son action physiologique. Nous consacrerons le troisième à une étude clinique, où seront consignés les résultats obtenus dans les diverses affections rhumatismales.

Le quatrième chapitre, enfin, sera réservé aux accidents et aux contre-indications du salicylate de soude.

CHAPITRE PREMIER

DOSES ET MODES D'ADMINISTRATION DES PRÉPARATIONS SALICYLÉES

L'emploi médical de la salicine et de l'acide salicylique a de beaucoup précédé celui du salicylate de soude. Nous laisserons de côté ces deux médicaments, pour ne nous occuper que de celui qui les a détrônés depuis deux années environ, en particulier pour le traitement du rhumatisme articulaire.

Le salicylate de soude, introduit dans la clinique par Riess, et bientôt employé par ses collègues des hôpitaux de Berlin : Mœle, Kolbe, Buss ; est à peu près généralement mis en usage aujourd'hui ; seul l'anglais Maclagan est resté fidèle à la salicine.

M. Mialhe préfère de beaucoup en clinique le salicylate de soude à son acide, parce qu'il croit que ce dernier, pour être absorbé, doit se transformer nécessairement dans l'estomac en sel alcalin, et qu'en conséquence il est préférable de le faire prendre directement associé à la soude. M. Limousin croit également que le salicylate de soude agit mieux que son acide, qui est peu stable et qui, mêlé à des substances organiques, devient facilement de l'acide phénique. « C'est donc de l'acide phénique, dit-il, qu'on s'expose à donner lorsqu'on prescrit de l'acide salicylique en potion. »

Les médecins allemands n'employent jamais à l'intérieur que les salicylates ; et ils disent qu'ils n'oseraient donner à l'état pur la quantité d'acide salicylique qui existe, tout compte fait, dans la dose de salicylate qu'ils emploient.

Il est également à remarquer que les solutions d'acide salicylique sont très instables, et ne tardent pas à se colorer en rose. Le salicylate se conserve mieux ; aussi est-ce ce médicament qui a obtenu la préférence, aussi bien en France que dans les pays étrangers.

Le salicylate d'ammoniaque a été expérimenté à l'hôpital des Enfants à Saint-Pétersbourg, par le Dr Martenson, qui en a retiré des effets favorables ; mais l'action de ce sel serait loin d'être inoffensive, d'après le Dr Wulfius.

En résumé, le salicylate de soude l'emporte sur son acide et sur les autres sels pour un grand nombre de raisons, dont voici les principales : il est dépourvu de toute saveur caustique ; il ne donne pas de nausées, pas de dégoût ; de plus, il présente une grande solubilité dans l'eau. Avec lui, enfin, et à condition que ce sel soit pur et dilué dans une grande quantité d'eau, on éviterait, beaucoup mieux qu'avec l'acide salicylique, et les ulcérations et les irritations trop vives du tube digestif.

Le salicylate de soude nous paraissant la meilleuer préparation à employer, à quelles doses peut-on l'administrer aux enfants ? La nécessité de modifier chez eux les doses ressort, en effet, de leur impressionnabilité médicamenteuse spéciale ; accrue pour certaines substances, l'opium par exemple, diminuée pour d'autres, comme la belladone et le calomel. Il nous a semblé que le salicylate de soude rentrait dans cette seconde catégorie de substances ; et tout récemment encore, au sein de la Société de thérapeutique, notre maître, M. Archambault, insistait sur la tolérance remarquable des enfants pour ce médicament, malgré les doses élevées auxquelles on l'administre.

A partir de 2 ans 1/2 on peut donner 4 grammes, à partir de 5 ans, 6 grammes de salicylate de soude. La formule habituelle de M. Archambault est la suivante :

J. gommeux	80 grammes
Rhum	30 —
Sirop de limon.	30 —
Salicylate de soude	4 à 6 grammes

Cette potion est prise en quatre fois, à quelques heures d'intervalle.

Généralement, le médicament est administré trois jours de suite, puis on en suspend l'usage. L'économie reste encore, malgré cela, sous l'influence du remède pendant soixante heures environ, c'est-à-dire que, pendant ce laps de temps, on constate sa présence dans l'urine.

M. le Dr Bergeron, à l'hôpital Sainte-Eugénie, ainsi que M. le Dr Cadet de Gassicourt, se conformant en cela aux préceptes posés par M. le professeur Germain Sée, continuent l'usage du médicament à doses décroissantes pendant quelques jours après la cessation de tous les symptômes. Ils dépassent rarement la dose de 4 grammes.

CHAPITRE II.

ACTION PHYSIOLOGIQUE.

Les premières études expérimentales sur l'acide salicylique et ses composés furent faites en Allemagne, aussitôt après la découverte du chimiste Kolbe; et de nombreux mémoires publiés dans les années 1875 et 1876, vinrent fixer l'attention du public médical. La physiologie expérimentale française ne resta pas en arrière; les savantes recherches de MM. les Drs Laborde, Sée, Bochefontaine et Chabert, donnèrent à cette question une importance capitale et un intérêt pratique qu'il ne nous est plus permis de méconnaître.

Nous ne saurions avoir la prétention, dans ce court exposé, d'analyser tous ces travaux; nous nous contenterons d'indiquer les conclusions des principaux d'entre eux. Nous les étudierons par ordre de date.

Les premières recherches portèrent sur l'action antipyrétique de l'acide salicylique et de ses composés.

Tubringer, Buss, Immermann, Senator affirmèrent cette action antipyrétique.

Mœli, de Rostak (Du remplacement de l'acide salicylique, comme antipyrétique, par le salicylate de soude), observa des résultats satisfaisants et des abaissements de température de plus de trois degrés.

Wolfberg (De la valeur de l'acide salicylique comme

antipyretique) n'accorda pas une grande valeur à l'acide salicylique. Il ne put obtenir les effets antipyrétiques.

Si nous recherchons les opinions des différents physiologistes allemands qui, depuis lors, ont expérimenté l'action de l'acide salicylique et de ses composés sur l'homme sain, nous trouvons partout la même incertitude ; partout les variations sont tellement accusées que nous ne saurions en tirer aucune conclusion.

Il nous faut pourtant signaler encore les travaux de Kœhler (Salicylsœure und Salicylasures natron, in Centralblatt 1876, n^or 10 et 11). Nous exposerons succinctement les résultats de ses études expérimentales.

Kœhler a trouvé que lorsqu'on injecte dans la veine jugulaire d'un chien ou d'un lapin une solution d'acide salicylique pur, on observe un abaissement de pression, qui est proportionné à la dose ingérée. Si, en même temps, on étudie les qualités propres du pouls, on voit que cet abaissement de pression, concorde avec un ralentissement du pouls, que l'emploi du sphygmographe démontre de plus très élevé ; les mêmes effets ont été trouvés persistants, même après la section des nerfs pneumogastriques ou de la moelle : ce qui semble indiquer qu'il y aurait là une action spéciale et directe de l'acide sur le cœur ou son appareil ganglionnaire. Prenant, aux lieu et place de l'acide salicylique, du salicylate de soude, Kœhler a trouvé que cette dernière substance jouissait de propriétés identiques, et toujours il a obtenu avec elle des résultats confirmant les premières expériences faites avec l'acide pur.

Lorsqu'au lieu d'injecter la substance dans la veine jugulaire, Kœhler porta dans l'estomac l'acide salicylique pur, les résultats furent tout autres. Les phénomènes que nous venons de noter sur les qualités propres du pouls ne se reproduisirent pas ; seulement il sembla s'en suivre un peu de ralentissement de la respiration. Remplaçant encore une fois l'acide salicylique par le salicylate de soude, et portant ce dernier corps dans l'estomac, Kœhler vit le salicylate, même dans ce cas, provoquer des phénomènes semblables à ceux qu'il produit lorsqu'il est injecté dans la veine jugulaire. Kœhler conclut donc que ces deux agents, acide salicylique et salicylate de soude, ont, physiologiquement, une action identique lorsqu'ils sont injectés dans les veines. Mais d'autre part, il fait des restrictions ; c'est que l'acide salicylique n'agit pas aussi nettement sur la pression sanguine que le salicylate de soude, quand l'absorption est faite par le tube digestif; et que de plus, même, l'acide salicylique donnerait dans ce dernier cas des résultats à peu près négatifs, quand bien même les doses en seraient considérablement augmentées.

Lorsque la mort arrive chez les animaux en expérience, Kœhler l'attribue à l'asphyxie ; à l'autopsie, on trouve, dit-il, des ecchymoses dans le tissu sous-pleural, un œdème passif des poumons et de la sérosité dans le péricarde. Pendant la vie, si l'on vient à sectionner les nerfs vagues, le ralentissement de la respiration se prononce encore davantage. Donc, le médicament, acide salicylique et salicylate de soude, diminue l'excitabilité des nerfs vagues du poumon, d'où résulte une oxygénation insuffisante et un excès d'acide carbonique dans le sang.

Mais comment expliquer un mode d'action de l'acide

salicylique aussi différent, selon qu'il est injecté directement dans le système sanguin, ou qu'il est forcé pour y arriver de passer par l'intermédiaire des fonctions digestives?

Voici, suivant Kœhler, comment on peut se rendre compte de cette remarquable particularité : c'est que l'acide salicylique n'agit sur le sang qu'après sa transformation préalable en salicylate de soude, et que dans l'estomac, l'acide salicylique ne se transforme pas en assez grande quantité à la fois pour faire naître des troubles circulatoires.

Ces expériences, il est facile de le voir, sont très importantes, en ce qu'elles montrent un côté nouveau du mode d'action de l'acide salicylique et du salicylate de soude, et qu'elles expliquent une partie des divergences qui se sont élevées au sujet des résultats expérimentaux; aussi leur avons-nous assigné une place à part dans cette nomenclature.

Si nous passons maintenant aux ouvrages français qui traitent de l'action physiologique du salicylate de soude, nous trouvons tout d'abord l'important mémoire du Dr Laborde, communiqué à la Société de biologie, dans la séance du 28 juillet 1877 et lu à l'Académie de médecine, le 11 septembre de la même année.

M. Laborde croit pouvoir tirer de ses expériences les conclusions suivantes :

« L'action physiologique du salicylate de soude porte d'une façon prédominante, élective, sur les phénomènes de sensibilité à la douleur, ou consciente. »

Le mécanisme de cette action réside dans l'influence exercée par la substance chimique, non pas sur la propriété conductrice du cordon nerveux sensitif, mais sur le centre récepteur et élaborateur des impressions périphériques.

Cette action du salicylate de soude sur les phénomènes fonctionnels de la sensibilité, et, par conséquent, sur le siége organique cérébral de ces phénomènes, donne la raison des effets produits sur les symptômes douloureux dans l'état morbide, et c'est principalement comme *analgésiant*, que ce médicament intervient dans la cure du rhumatisme articulaire.

Comme le sulfate de quinine, mais à dose plus forte, le salicylate de soude produit de la stupeur, de la titubation, de l'ataxie dans les mouvements, de la surdité; seulement ce médicament est dépourvu de toute action *antipyrétique*.

M. le professeur Germain Sée, dans les mois de juin et juillet 1877, fit à l'Académie de médecine plusieurs communications importantes sur la médication salicylée.

Ses résultats expérimentaux sont en complète opposition avec ceux de M. Laborde, pour ce qui est du pouvoir analgésiant; quant aux résultats obtenus en clinique, il nota les suivants :

1° Le rhytme et le nombre des pulsations cardiaques restent à l'état normal.

2° Chez les individus sains, on ne constate aucune modification dans la température, et dans quelques cas exceptionnels, la médication salicylée a même pu élever la température jusqu'au point de constater un véritable accès de fièvre. Chez les fébricitants, son pouvoir fébrifuge est des plus limités et des plus douteux.

3° La respiration n'est pas compromise par des doses modérées.

4° Enfin, à la dose de 6 à 10 grammes, pris dans la journée, le malade éprouve des bruissements d'oreilles, une quasi surdité, parfois une sorte de titubation ou plutôt d'incertitude dans la marche, mais jamais la sensibilité n'a été modifiée d'une façon constante, pas plus que les réflexes.

Les travaux de MM. Bochefontaine et Chabert viennent après ceux de M. le professeur Sée; pour ces physiologistes, le salicylate de soude agit d'abord sur le cerveau et la protubérance, organes de la sensibilité et de la motilité dites conscientes, ensuite sur la moelle et les phénomènes réflexes; en troisième lieu, sur les nerfs périphériques et sur l'excito-motricité; enfin sur les mouvements du cœur et même sur la contractilité musculaire. Ces expérimentateurs, en un mot, ont admis que le salicylate agit d'abord sur toute la substance nerveuse grise encéphalique, et probablement aussi sur la substance grise médullaire pour en diminuer les propriétés. Ils ont ainsi repoussé l'hypothèse d'une action paralysante spéciale sur les fibres nerveuses sensibles des nerfs périphériques, aussi bien que celle qui admettrait l'action du salicylate sur les centres gris percepteurs des excitations périphériques, action qui épargnerait les centres de l'intelligence et du mouvement; pour eux, le salicylate agit à la fois sur toute la substance grise et diminue le mouvement et la sensibilité. Les deux hypothèses d'une action spéciale, sur les fibres nerveuses sensibles ou sur les centres percepteurs des impressions sensibles, ne leur paraissent reposer sur aucune expérience démonstrative. Lorsqu'on observe la perte des mouvements volontaires ainsi que l'abolition progressive des mouvements réflexes, toujours aussi survient la mort de l'animal, par cessation de la respiration et des battements du cœur. Ces phénomènes semblent dus à une action paralysante sur la substance grise, bulbo-médullaire.

Nous devons dire de plus que, d'après MM. Bochefontaine et Chabert, les phénomènes observés sur les animaux auxquels ils faisaient prendre une forte dose de salicylate de soude, étaient des nausées, des vomissements, de la diarrhée, même des selles sanguinolentes, un état de faiblesse générale, une paralysie plus ou moins complète du mouvement, de l'agitation convulsive des membres et des mâchoires, enfin, la mort survenant par arrêt de la respiration et cessation des battements du cœur.

Tel était l'état de la question, lorsque M. Lahalle entreprit, dans le laboratoire de M. le professeur Feltz, une série d'expériences dont il tira les conclusions suivantes :

1° Des doses, même faibles, font naître des nausées, de la salivation, des vomissements, de la diarrhée. Des selles sanguinolentes avec ténesme, des vomissements striés de sang peuvent être les effets de doses plus fortes.

2° La vue et l'ouïe des chiens en expérience ont semblé avoir perdu de leur finesse, sans que jamais ces organes aient été profondément atteints.

3° Le système nerveux central ne s'est jamais modifié que sous l'influence des doses toxiques ; alors disparaissaient à la fois, et sensibilité, et motilité, et mouvements réflexes; la mort était précédée toujours de secousses tétaniques et d'attaques éclamptiformes.

4° Le cœur et le pouls étaient peu impressionnés par le salicylate, même par l'emploi des doses toxiques. Le nombre des battements du pouls restait le même; un plus grand nombre de fois, il baissait quelque peu; rarement le pouls augmentait de fréquence.

5° L'action du salicylate porte d'une façon primordiale, et pour ainsi dire élective, sur la respiration. Toujours, même lorsque nous mettons en usage des doses faibles, nous voyons celle-ci augmenter notablement en fréquence. Nous attribuons ce fait à l'action du médicament sur les centres respiratoires du bulbe.

6° Non seulement la température ne s'abaisse pas après l'administration du salicylate de soude, mais nous l'avons vue toujours s'élever de plusieurs dixièmes de degré; dans trois de nos expériences, la température étant fébrile, le salicylate nous a paru jouer nettement le rôle d'antipyrétique; la température, en effet, s'est abaissée dans ces cas d'une moyenne d'un degré centigrade; le pouls lui aussi devenait moins fréquent.

7° Dans tous ces cas, à une ou deux exceptions près, et encore faut-il dire qu'alors les animaux buvaient une grande quantité d'eau, nous n'avons pas vu le salicylate jouer le rôle d'émétique. Il y a plus, à doses toxiques, nous l'avons vu supprimer complètement les fonctions du rein; nous avons vu également les urines devenir albumineuses sous l'influence du médicament, administré quatre ou cinq jours de suite à la dose de 0,4 décigrammes par kilog. du poids de l'animal.

Le salicylate a aussi la propriété d'exciter d'une façon notable les fonctions des glandes salivaires ; enfin les nombreux vomissements et les selles qui survenaient après l'administration du médicament, étaient colorés en jaune : ce qui semble indiquer un hypersécrétion de bile, et, en conséquence, une augmentation dans les fonctions du foie. Cela n'a rien du reste qui puisse nous étonner ; car nos expériences nous ont montré que, si le médicament était éliminé surtout par le rein, il n'en passait pas moins en partie par la salive, la bile, le suc intestinal et les liquides stomacaux.

8° Le sang, d'après ce qu'a pu nous apprendre le microscope, ne nous a pas paru modifié, ni dans le nombre, ni dans la forme de ses globules.

En 1879, M, Marrot (1) poursuivit dans le service de M. le professeur Lasègue, et sous sa direction, une série de recherches microchimiques, en vue de rendre compte de l'action indiscutable du salicylate de soude dans le rhumatisme articulaire aigu ; il avait pensé pouvoir recueillir en même temps quelques documents utiles sur la pathogénie elle-même de la maladie. Nous citerons ici les conclusions de son mémoire :

1° Pendant le cours du rhumatisme articulaire aigu, la quantité des urines diminue notablement, le taux de l'acide urique augmente, et cette augmentation ne s'explique pas par la diminution de la quantité d'urine, elle existe d'une façon absolue.

2° Dans les cas où le rhumatisme articulaire aigu a été

(1) De l'action du salicylate de soude dans le rhumatisme articulaire aigu (examen du sang et de l'urine). In Arch. gén. de méd., fév. 1879.

abandonné à lui-même, la guérison est marquée par une augmentation notable, pendant quelques jours, de la quantité des urines et le retour de l'acide urique et de l'urée au chiffre normal.

3° Le salicylate de soude, administré pendant la période d'état du rhumatisme articulaire aigu, précipite, en quelque sorte, cette crise naturelle. Un ou deux jours après son administration, les urines deviennent très abondantes, claires et de faible densité, il y a une polyurie relative : la quantité d'urée et d'acide urique diminue dans de très grandes proportions. Et, chose intéressante à noter, ces modifications du liquide urinaire se produisent indépendamment de toute question de température.

4° Dans les cas de rhumatisme articulaire chronique, la quantité d'acide urique et d'urée contenue dans les urines est plutôt diminuée. Ici l'emploi du salicylate de soude n'a aucun résultat utile. Quand on soumet un rhumatisant chronique aux bains à haute température, la quantité d'acide urique contenue dans les urines augmente notablement.

5° Le salicylate de soude, comme les bains à haute température, n'augmente pas l'aglobulie spéciale aux rhumatismes articulaires, aigu et chronique.

6° Pendant le cours du rhumatisme articulaire aigu ou chronique, la quantité d'acide phosphorique est et reste abaissée, quel que soit le traitement employé.

Il nous reste enfin à analyser la thèse de M. Blanchier. Les opinions qu'il émet au sujet de l'action du salicylate de soude sont à peu près les mêmes que celles de M. Lahalle, ils diffèrent pourtant sur les points suivants.

Le salicylate de soude agirait sur les ganglions nerveux et en partie sur les ganglions intra-cardiaques, ce qui expliquerait les troubles circulatoires qu'il provoque Il agirait encore sur les éléments cellulaires des glandes dont il paralyse finalement l'activité fonctionnelle, s'il est donné à fortes doses; enfin il posséderait une certaine action histo-chimique sur la fibre musculaire, mais cette action tardive ne saurait être comparée à celle des poisons musculaires, comme la vératrine et le sulfocyanure de potassium. Les bons effets thérapeutiques, dans le rhumatisme articulaire, doivent s'expliquer par une action locale modificatrice des tissus articulaires enflammés.

Au moment où nous allions terminer ce travail, M. Livon a communiqué au congrès de Montpellier un mémoire intitulé : Contribution à l'étude physiologique de l'acide salicylique.

Les recherches de M. Livon ont surtout porté sur l'action de l'acide salicylique sur la respiration et sur le système musculaire. L'auteur a résumé brièvement les expériences qu'il a instituées, et d'après lesquelles l'action des préparations salicylées sur la respiration se traduirait par une augmentation dans l'exhalation de l'acide carbonique. Cet accroissement dans l'élimination paraît avoir été proportionnel à la dose d'acide ingéré. Mais les modifications respiratoires ne sont pas les seules qu'entraîne l'administration des préparations salicylées. On a aussi noté, aussi bien chez l'homme que chez les animaux, des secousses convulsives. Ainsi, quand on empoisonne une grenouille avec de l'acide salicylique, on arrive à obtenir des phénomènes de tétanisation.

Dans ces conditions, on peut se demander si l'action tétanisante s'est exercée d'emblée sur le muscle, ou bien si elle a agi sur le système nerveux central.

En interrompant et en rétablissant la communication d'un membre de grenouille avec le système nerveux central, on s'est assuré que c'est exclusivement sur ce dernier que s'exerce l'influence du salicylate de soude. Quant à l'extinction rapide de la contractilité musculaire, elle est due, elle aussi, à une action directe sur le système nerveux, et non à une influence immédiate sur la fibre musculaire.

Tel est en ce moment, l'état de la question. On pensera sans doute comme nous, qu'après ces divergences d'opinion et même ces divergences dans les résultats de l'expérimentation, il convient de citer les faits tels qu'ils pourront se présenter en clinique, en faisant pour ainsi dire abstraction de toute théorie, afin de pouvoir enfin fixer les principales propriétés physiologiques du nouveau médicament.

CHAPITRE III

ÉTUDE CLINIQUE.

Résultats obtenus dans le rhumatisme musculaire. — Le rhumatisme musculaire est, de toutes les affections rhumatismales de l'enfance, celle dans laquelle le salicylate de soude nous a paru produire les effets les plus prompts.

Le rhumatisme musculaire est peu fréquent chez les jeunes sujets; mais on a remarqué que le cou était frappé le plus souvent chez eux, le tronc dans l'âge adulte, la région lombaire et les membres inférieurs à cet âge et dans la vieillesse. (Besnier).

Nous reconnaissons, avec MM. Roger et Picot, que le torticolis est, certainement, un accident fréquemment dû au rhumatisme, car il s'accompagne des autres manifestations de la diathèse. M. Picot a recueilli dans les travaux de M. Rigal, R. Blache, Fernet, quatre cas dans lesquels le torticolis coïncidait avec l'endocardite. M. Botrel et M. Roger citent en outre trois exemples dans lesquels ce fut la chorée qui suivit et accompagna le rhumatisme.

M. Claisse a vu plusieurs fois la coexistence du rhumatisme musculaire et du rhumatisme articulaire. Les muscles qu'il a vu atteints le plus souvent, sont, par ordre de fréquence, ceux du cou (5 fois sur 18), le biceps, les muscles de la partie antérieure de la cuisse, ceux du mollet et ceux du dos.

Sur les quatre cas qu'il nous a été donné d'observer, nous avons trouvé deux fois des antécédents rhumatismaux très manifestes.

Dans l'observation II, l'enfant avait eu trois attaques de chorée, et avait été traité précédemment dans la salle pour des douleurs articulaires.

La malade qui fait le sujet de l'observation III avai

été atteinte, quelques mois avant son entrée à l'hôpital, d'un rhumatisme articulaire.

Dans tous les cas, le salicylate de soude a promptement agi : une fois une seule dose du médicament a suffi ; dans les autres observations deux doses ont fait disparaître des douleurs musculaires qui duraient depuis huit jours (obs. III et IV), depuis 24 heures (obs. I).

Obs. I (personnelle). — Barthel, (Auguste), agé de 12 ans, entré le 4 février 1879, salle St Louis, lit n. 23, hôpital des Enfants.

La mère de cet enfant est rhumatisante. Le petit malade a été pris de torticolis le 3, après avoir couché à l'humidité.

4 février. Torticolis du côté droit, avec tous ses symptômes. (Le sterno-mastoïdien est tendu et contracté. La tête est inclinée du côté malade et la face tournée du côté opposé). Pas de fièvre. T 37. Embarras gastrique. Pas d'albumine dans les urines. *Traitement*. Salicylate de soude 6 grammes.

Le 5. Légère amélioration. Le salicylate n'a commencé à être administré que le soir. Même traitement.

Le 6. Le sterno-mastoïdien est beaucoup moins tendu. Plus de douleurs. Même traitement.

Le 7. La guérison est complète. 4 grammes de salicylate.

Le 8. La guérison persiste.

Le 10. Le malade quitte l'hôpital.

Dans ce cas, la guérison a été moins rapide que dans l'observation suivante. Aucun accident n'a été à signaler.

Obs. II (personnelle).— Sayet (Blanche), âgée de 13 ans. Entrée le 21 janvier 1879. Salle Ste-Geneviève, lit n. 5. (Hôpital des Enfants).

Cette enfant a déja eu trois attaques de chorée. Récemment elle a été traitée avec succès pour des douleurs articulaires par le salicylate de soude.

Le 10. Douleurs vives dans les muscles de la nuque. Mouvements de la tête impossibles, pas de fièvre. Urines normales. Rien au cœur. Salicylate de soude 6 grammes.

Le 11. Le salicylate a été donné en trois doses. A 10 heures, à 1 heure 1/2, à 6 heures. Une amélioration notable s'était déjà fait sentir à la deuxième dose. Ce matin les douleurs ont disparu et les mouvements sont libres. Le salicylate est supprimé à cause des bourdonnements d'oreilles qu'éprouve la malade.

Le 15. Sortie de la malade. Les douleurs n'avaient point reparu.

Obs. III (personnelle). — Dulay (Amélie), agée de 13 ans. Entrée le 3 juin 1879, à l'hôpital des Enfants, salle Ste-Geneviève, lit n. 30.

Nous ne retrouvons, comme antécédent pathologique chez cette malade, qu'un rhumatisme articulaire pour lequel elle a été soignée dans la même salle, il y a six mois.

Depuis huit jours, à la suite d'un refroidissement, elle a été prise de douleurs vives dans les mollets, qui rendent la marche impossible; les articulations sont indemnes. Rien au cœur. Pas d'albumine dans les urines. *Traitement* : Salicylate de soude 6 grammes.

5 Juin. La malade a eu des bourdonnements d'oreilles qui ont duré pendant une heure, après la troisième dose. Les douleurs sont beaucoup moins vives. Le traitement est continué.

Le 6. Les douleurs ont disparu, la malade peut facilement marcher Même traitement.

Le 7. Guérison complète. Légers bourdonnements d'oreilles. Suppression de la médication.

Le 15. Sortie de la malade. A aucun moment il n'y a eu d'albumine dans les urines. Rien au cœur.

La guérison s'est maintenue malgré la cessation du médicament (obs. II). Des bourdonnements d'oreilles passagers doivent être notés dans les deux cas qui précèdent.

Obs. IV (personnelle). — Dabot (Léon), agé de 8 ans, entré le 6 mai 1879, salle St-Louis, lit n. 19, hôpital des Enfants.

Ce malade a été pris il y a huit jours de douleurs vives dans le cou. A son entrée à l'hôpital nous constatons les symptômes suivants :

Raideur des muscles de la nuque du côté gauche. Tête dans l'extension, et inclinée du côté droit (action du grand complexus).

Les mouvements d'extension, de flexion, d'inclinaison et de rotation, sont impossibles et douloureux Les douleurs spontanées sont aussi assez vives.

Rien au cœur, pas d'albumine dans les urines. T. 37,4. *Traitement*: Salicylate de soude 6 grammes.

7 mai. Le malade a pris depuis hier deux grammes seulement de salicylate, et déjà on constate une amélioration notable, les mouvements du cou sont plus faciles. Les douleurs ont disparu. La raideur persiste. T. matin 37. Continuation du traitement.

Le 8. La tête a repris sa position normale, plus de douleurs, encore un peu de raideur dans les mouvements. Même traitement.

Le 9. La guérison est complète, suppression du salicylate.

Le 15. Le malade a quitté l'hôpital.

Deux jours de traitement amènent la guérison. On n'a observé aucun accident malgré la dose élevée du médicament.

Résultats obtenus dans le rhumatisme articulaire. — Dans le rhumatisme articulaire soit aigu, soit subaigu, le salicylate de soude nous a toujours paru efficace.

Il agit d'une façon très remarquable sur la douleur, qui s'amende après quelques heures, pour céder complètement, au plus tard le troisième jour, dans la grande majorité des cas.

Sur trente observations que nous avons analysées :

6 fois la douleur avait disparu dès le premier jour de traitement;

13 fois après le deuxième jour ;

8 fois au troisième ;

3 fois seulement les symptômes douloureux ont persisté jusqu'au quatrième jour.

Non seulement les douleurs cessent, mais la fluxion articulaire cède aussi au bout d'un à trois jours. La tuméfaction diminue, même quand il y a de l'hydarthrose, à plus forte raison si le gonflement n'atteint que les tissus péri-articulaires. Ces faits sont signalés dans toutes les observations, en particulier dans l'observation XII.

L'action du salicylate de soude sur la température et sur le pouls a été tour à tour acceptée et niée. Pour nous, elle nous a semblé des plus manifestes ; et l'action anti pyrétique nous a paru d'autant plus grande que la calorification fébrile était plus considérable. Il nous suffira de citer à l'appui de notre opinion les observations suivantes :

Obs. V (personnelle). — Poitou, (Emile) âgé de 6 ans, entre le 7 janvier 1879, salle St-Louis, lit n. 12. Hôpital des Enfants. Cet enfant a déjà été soigné il y a un an pour des douleurs. Antécédents héréditaires inconnus. Récidive 6 jours avant l'entrée à l'hôpital. Les douleurs et le gonflement occupent les deux genoux, les autres articulations sont libres. On ne constate aucun phénomène morbide du côté du cœur. Pas d'albumine dans les urines. T. soir, 39.

8 février. Même état. T. matin 38,5; soir 38,5. *Traitement :* Tisane de feuilles de frêne et potion :

Soluté de gomme.........	100	grammes.
Sirop de limon...........	20	—
Rhum....................	20	—
Salicylate de soude........	6	—

9 janvier. 20 minutes après l'administration de la première dose de la potion, la présence du salicylate de soude était rendue manifeste dans l'urine, par une goutte de perchlorure de fer. Les douleurs ont complètement disparu, et ce matin l'enfant remue facilement les jambes. Pas de bourdonnements dans les oreilles. (La potion a été administrée en quatre fois à intervalles égaux, dans les 24 heures). T. matin, 37,2; soir, 37,2. Continuation du traitement.

Le 10. La guérison se maintient. Rien du côté du cœur ni des poumons. Les urines sont claires et ne contiennent point d'albumine. T. matin, 36,8. *Traitement :* Salicylate de soude 4 gr.

Le 11. Suppression de toute médication.

Le 14. Le salicylate de soude a cessé d'apparaître dans les urines, 76 heures après la cessation du médicament.

Le 18. Le malade était guéri depuis le 9 de sa poussée articulaire, lorsque, le 18, se manifesta une poussée de congestion pulmonaire, probablement de nature rhumatismale. Le salicylate de soude ne fut point employé.

6 grammes de salicylate de soude ont fait tomber, en douze heures, la température de 1°, 3. Elle s'est maintenue ensuite à la normale jusqu'à la fin du traitement.

Obs. VI (Thèse Guinoiseau, 1878). — Ernestine Lartillot, âgée de 12 ans, entre le 26 avril 1878, salle Sainte-Mathilde, n° 27.

Les antécédents héréditaires sont nuls ; le père et la mère de l'enfant se portent bien et n'ont jamais éte atteints de rhumatisme.

Sauf une fièvre typhoïde à l'âge de 3 ans, l'enfant qu'on nous amène a toujours joui d'une bonne santé.

Le 19 avril, sans cause appréciable, elle fut prise de douleurs rhumatismales au pied droit d'abord, puis au pied gauche. Depuis cette époque, les douleurs ont persisté et l'enfant a été obligée de garder le lit.

26 avril. Aujourd'hui, la malade est couverte de sueur. Les deux articulations tibio-tarsiennes sont gonflées et douloureuses. La peau est rouge à leur niveau. Le genou gauche, le coude droit sont atteints, surtout ce dernier. 80 pulsations. Traitement : eau laiteuse et potion avec 4 grammes de salicylate.

27 avril. Ce matin, on constate une amélioration très notable. Les bras et les genoux sont libres, la douleur a disparu, mais les mouvements sont encore limités. L'enfant a dormi très bien, sans éprouver aucune douleur spontanée. 68 pulsations avec quelques irrégularités. L'auscultation du cœur fait entendre un léger bruit de souffle au premier temps et à la pointe. L'enfant n'éprouve ni bourdonnements ni tintements d'oreilles. Vu la grande amélioration, on n'ordonne plus que 3 grammes de salicylate.

28 avril. 52 pulsations. Seuls, les mouvements des genoux sont encore difficiles et un peu douloureux. La malade n'éprouve aucun

trouble du côté de l'ouïe. Elle n'a ni obnubilation, ni céphalée. 2 grammes de salicylate.

28 avril. 54 pulsations. L'enfant n'accuse pas la moindre douleur aujourd'hui. Le souffle perçu au cœur a disparu. 2 grammes de salicylate.

30 avril. Pouls, 64. — 1 gramme de médicament.

1er mai. Pour la première fois, l'enfant accuse des bourdonnements d'oreilles et un peu de surdité. Le salicylate est suspendu.

3 mai. Dès hier, l'enfant a eu quelques douleurs dans les genoux et dans les pieds, et le soir elle a eu une hyperthermie assez considérable (39,2), mais les articulations ne sont ni rouges ni tuméfiées.

7 mai. L'enfant se lève depuis quelques jours.

12 mai. La malade vient d'être reprise de douleurs au genou et surtout au pied gauche. Ce matin la marche est impossible. Apyrexie complète; le repos au lit est prescrit.

13 mai. Le genou gauche est manifestement tumefié, la rotule est soulevée. L'articulation tibio-tarsienne est aussi tuméfiée. Au-dessous des malléoles, il y a un peu d'œdème. L'articulation tibio-tarsienne droite est aussi atteinte, mais beaucoup moins qu'à gauche. Le coude droit est douloureux surtout dans les mouvements d'extension et de flexion. Traitement : 4 grammes de salicylate.

14 mai. Le gonflement des genoux est diminué d'une manière sensible. Le pied gauche est moins tumefié. Les douleurs sont aussi moins fortes.

15 mai. Les douleurs ont presque entièrement disparu dans les genoux et dans le bras droit. La rotule gauche est encore un peu soulevée.

16 mai. Même état; les douleurs n'existent plus. L'enfant prend toujours 4 grammes de salicylate.

17 mai. L'enfant ressent aujourd'hui quelques bourdonnements et dit formellement avoir l'ouïe un peu plus obtuse. 2 grammes de salicylate.

18 mai. Toute douleur a disparu; 1 gramme du médicament.

24 mai. Suppression du salicylate après guérison complète.

26 mai. L'enfant sort sans avoir été de nouveau atteinte.

Ici les effets sur la température sont assez marqués, puisque nous notons un abaissement de 3° en deux jours. Lorsque le médicament a été supprimé la température est remontée. Elle est redescendue ensuite entre 37° et 38° avec la reprise du salicylate.

Obs. VIII (Thèse Lavieille, 1878). — Lepage (Marie), âgée de 7 ans, entre à l'hôpital des enfants le 6 décembre 1877 et est couchée à la salle Sainte-Geneviève, lit 28.

Nous n'avons pu recueillir aucun renseignement sur les antécédents, l'enfant ayant été abandonnée par ses parents. Au moment de son entrée, elle présente les symptômes du rhumatisme articulaire aigu, limité aux deux articulations tibio-tarsiennes et à celle du poignet gauche. Elle pousse des cris continuels et se tord dans son lit, paraissant en proie à de vives souffrances. Cet état dure depuis deux jours, au dire des personnes qui l'ont amenée : il a débuté brusquement alors que l'enfant était en classe à l'asile où on l'a recueillie. Les cris et les mouvements incessants rendent impossible l'auscultation du cœur. La température est à 39,3 : le pouls à 120. On administre dès le soir 4 grammes de salicylate de soude.

7 décembre. On trouve l'enfant à peu près guérie ; elle a passé une bonne nuit et ce matin elle est gaie et joue dans son lit. Les articulations ne sont plus que médiocrement douloureuses. La température est à 38° c'est-à-dire que durant la nuit, il s'est fait une défervescence de 1,3. Le pouls est à 88. A l'auscultation du cœur on constate une légère obscurité du premier bruit, à la pointe. Soir, température, 37,6.

8 décembre. Le mieux continue ; l'enfant n'accuse plus aucune douleur, même à la pression. La fièvre est tombée. Temp. M. 36,8. S. 37,2.

9 décembre. La guérison est complète et la malade sort de l'hôpital le 16 décembre sans avoir ressenti aucune douleur. La temperature s'est maintenue à l'état normal. Le premier bruit est peut-être encore un peu sourd ; mais, en tout cas, la lésion cardiaque est bien légère, si elle existe.

Sous l'influence de 4 grammes de salicylate de soude, la température s'abaisse de 1°,3 en douze heures ; le pouls tombe de 120 à 88. Au bout de trente-six heures de 39°,3 la température était tombée à 36°,8.

Il ne faut pas trop se hâter, a-t-on dit, d'annoncer la guérison après la disparition des manifestations articulaires ; car, si l'enfant se lève trop tôt, ou si l'on suspend trop tôt le médicament, il est fréquent de voir reparaître les douleurs. Nous devons dire ici, que les récidives ne nous ont pas paru plus fréquentes lorsque le salicylate a été administré suivant le mode adopté par M. le Dr Archambault, que lorsqu'il est continué pendant plusieurs jours après la cessation des douleurs.

M. Moutard-Martin, à la Société de thérapeutique (séance du 23 janvier 1879), a affirmé que le salicylate de soude tout en agissant encore d'une façon satisfaisante contre une première récidive, n'avait alors d'action qu'après cinq jours de traitement, et que, chose singulière, s'il y avait une deuxième récidive, son action était absolument nulle.

Les faits que nous avons recueillis ne sont point conformes à l'opinion du savant médecin de l'Hôtel-Dieu. Qu'il nous soit permis de citer, ici, les observations suivantes.

Obs. VIII (personnelle). — Brivet Jean, âgé de 14 ans, entré le 11 février 1879, salle Saint-Louis, lit n° 17 (hôpital des Enfants).

Cet enfant a déjà eu plusieurs attaques de rhumatisme, et on constate à son entrée à l'hôpital, des signes manifestes d'une insuffisance aortique.

12 février. Les articulations des poignets et des doigts, celles du coude et du genou droit sont gonflées, rouges et douloureuses. T. matin, 38 ; T. soir, 38,2. Salicylate de soude, 6 grammes.

13 février. Les douleurs, le gonflement articulaire ont disparu. Il reste seulement un peu d'engourdissement dans les doigts. Salicylate de soude, 6 grammes. Pas de bourdonnements d'oreilles. Pas d'albumine dans les urines. T. matin, 37,5; T. soir, 37,2.

14 février. Toutes les articulations sont libres.

Aucun phénomène d'intolérance. T. matin, 37,2 ; T. soir, 37. Salicylate de soude, 6 grammes.

15 février. Bourdonnements d'oreilles hier dans la journée, persistant encore ce matin. Le malade a vomi une fois. T. matin, 37. Le salicylate a été supprimé dès l'apparition des bourdonnements le 14 à 4 heures du soir.

18 février. On retrouvait encore le salicylate dans les urines le 18 à midi, il avait disparu le soir à six heures. L'élimination a donc duré 92 heures euviron après la cessation du médicament.

24 février. 1re *récidive*. Douleurs dans les articulations tibio-tarsiennes, dans la hauche gauche, dans les poignets; sansrougeur ni gonlement appréciables. T. soir, 38,5.

25 février. Même état. Potion avec salicylate de soude, 6 grammes. T. matin, 38,2; T. soir, 38.

26 février. Les douleurs ont disparu si ce n'est dans le pied et dans la hanche gauches. T. matin, 38; T. soir, 37,4. Bourdonnements d'oreilles. Suppression du salicylate. La dernière dose est administrée à 8 heures du matin.

27 février. Plus de douleurs, plus de bourdonnements d'oreilles, pas d'albumine dans les urines. Trente-six heures après la cessation du médicament, le salicylate ne se retrouvait plus dans l'urine. T. matin, 37.

2 mars. 2e *récidive. Complication cardiaque*. Douleurs erratiques dans les membres inférieurs. T. soir, 38,4.

3 mars. Même état. Salicylate de soude. 6 grammes. T. matin, 38,2 T. soir, 38.

4 mars. Les douleurs ont disparu. T.matin, 37,8; T. soir, 39,4.

5 mars. Rien du côté des articulations, rien de nouveau au cœur rien aux poumons.

6 mars. Douleur précordiale. Frottement péricardique manifeste. T. matin, 38,8; T. soir, 39. Vésicatoire à la région précordiale.

℞ Sulfate de quinine	2 grammes
Vératrine	0 gr. 02
Extrait de digitale	0 gr. 20

pour 20 pilules. 8 à 10 par jour.

7 mars. Pas d'épanchement dans le péricarde. T. matin, 38, 6; soir, 38,5.

8 mars. T. matin, 38,5 ; soir, 38,9.

9 mars. T. matin, 38,7 ; soir 39,4.

10 mars. T. matin, 38, 8; soir, 39.

Le 11. T. matin, 38,8; soir, 39,4.

Le 12. T. matin, 37,4; soir, 38,4.

Le 13. T. matin, 37; soir, 38. Les frottements péricardiques persistent.

Pas d'augmentation de la matité précordiale. Entretenir le vésicatoire avec :

Cérat. . . . . } āā 15 gr.
Onguent épispastique. . . . . . }

Potion avec vingt gouttes de teinture de digitale.

Le 5 avril. La température est redescendue progressivement à la normale. Les frottements ont disparu. On entend une sorte de piaulement au premier temps et à la pointe. Le souffle de l'insuffisance aortique constaté à l'entrée persiste.

Chez notre malade, dans une première récidive, une dose de 6 grammes de salicylate de soude fit disparaître, en vingt-quatre heures, les manifestations articulaires. Une deuxième récidive survint et tout disparut de même.

Obs. IX. (thèse Lavieille, 1878.) — Guillerand (Georges), âgé de 7 ans, entré à l'hôpital des Enfants, le 6 janvier 1878, salle Saint-Louis lit nº 11.

Les renseignements que nous avons pu obtenir sont très restreints. Le père, ancien sous-officier, était bien portant quoique alcoolique ; il n'a jamais été atteint de rhumatisme. Quant à la mère, elle n'a jamais eu de manifestations articulaires. Les parents habitent un rez-de-chaussée très humide et mal aéré.

Notre malade est un enfant pâle, chétif, qui à chaque instant se trouve indisposé. Dans la première enfance il a été atteint de rougeole, mais n'a jamais eu la coqueluche. A l'âge de 4 ans, il a eu la scarlatine, et consécutivement une angine pour laquelle il a été soigné à la salle Saint-Louis.

L'année suivante, il y a par conséquent deux ans, il a été pris de douleurs rhumatismales, qui ont nécessité un nouveau séjour de deux mois à l'hôpital. Depuis, son état général s'était maintenu aussi bon que possible pour la triste situation où il vit, lorsque le 1er janvier, il y a six jours, il a ressenti de vives douleurs dans les deux genoux. Les deux ou trois jours précédents avaient bien été marqués par un peu de fièvre et de malaise général ; mais le début a été loin cependant d'être aussi brusque qu'à la première atteinte.

Le 7 janvier. L'enfant ne se plaint de souffrir que des genoux où l'on constate du reste un peu de gonflement, mais sans rougeur. Pas de douleur précordiale, ni de palpitations. L'auscultation révèle la présence d'un souffle doux au premier temps, avec maximum à la pointe. T. m. 38°,7, s. 39°,4. Prescription, tisane de chiendent ; salicylate de soude, 6 grammes en 4 paquets.

Le 8 janvier. Les douleurs ont déjà un peu diminué, mais, en revanche, le bruit de souffle paraît augmenter. Le salicylate n'a causé ni vomissements, ni bourdonnements d'oreilles. T. m. 38°,5, s. 38°3. Prescription, bouillon, lait ; salicylate de soude, 6 grammes ; vésicatoire à la région précordiale.

Le 9 janvier. T. m. 38°,3, s. 38°,2. Pouls à 100. Le malade remue facilement les genoux. Salicylate de soude, 4 grammes.

Le 10 janvier. T. m. 38°,2. Les douleurs ont complètement disparu; on supprime le salicylate. On entend toujours à la pointe et au premier temps, un souffle remontant vers l'aisselle. L'enfant ne prend pas de salicylate dans la journée, et dès le soir on constate de la douleur et du gonflement du poignet droit. La fièvre est aussi revenue ; T. 39°,4.

Le 11 janvier. Nuit mauvaise. Les douleurs ont envahi les deux poignets, et même les articulations des mains. On reprend alors le salicylate de soude, 6 grammes en 4 fois, et dès le soir, les douleurs ont disparu dans les poignets, mais les jointures des doigts sont encore un peu prises.

Le 14 janvier. Depuis trois jours, on a continué à donner 6 grammes de salicylate et le mieux a été en augmentant dans les articulations phalangiennes et métacarpo-phalangiennes. Aujourd'hui, il n'y a plus aucune douleur. La température s'est maintenue normale, et le souffle est moins intense. On ne donne plus que 4 grammes de salicylate.

Le 15 janvier. La lésion cardiaque semble augmenter. On constate un souffle rapeux au premier temps et à la pointe, mais il semble qu'il y en ait aussi un autre au premier temps avec maximum à la base. Souffle dans les vaisseaux du cou. On cesse le salicylate.

Le 21 janvier. Le malade se trouvait très bien depuis quelques jours et il n'accusait plus aucune douleur; mais il souffre aujourd'hui dans la cuisse droite, les doigts de la main gauche et l'épaule gauche. Temp. 36°,6.

Le 22 janvier. Même état. On reprend le salicylate de soude, à la dose de 6 grammes. Le soir, la température s'est abaissée à 37o. Il n'y a plus de douleur dans les jointures, mais l'auscultation ne révèle aucune amélioration dans l'état du cœur.

Le 23 janvier. Douleurs dans la cuisse droite et le membre supérieur du même côté. Les bruits cardiaques semblent plus sourds. Salicylate de soude, 6 grammes.

Le 24 janvier. Plus de douleurs : on continue néanmoins le salicylate Application de teinture d'iode à la région précordiale.

Le 2 février. Le salicylate, qui avait été continué depuis onze jours sans interruption, est supprimé aujourd'hui. Les manifestations articu laires n'ont plus reparu, mais il y a toujours les mêmes signes cardiaques. Le malade commence à se lever ; il mange bien.

Le 16 février. Exeat. Les jointures sont demeurées indemnes depuis vingt jours au moins. Le bruit de souffle ne s'est pas modifié. Il persiste plus rude, plus étendu qu'il n'était, à l'entrée du malade.

Le 22 mars, dernier, nous avons voulu juger par nous-mêmes de l'état de cet enfant. Nous l'avons trouvé pâle et anémique. Il n'y a pas de douleurs. La lésion cardiaque ne nous a offert aucune amélioration. Le bruit de souffle est toujours aussi manifeste ; nous avons constaté en outre, des palpitations et une matité étendue de la région précordiale.

Cette observation nous montre, dans toute sa netteté, l'action du salicylate de soude dans les rechutes. En effet, le petit garçon arrive à l'hôpital le 7 janvier, avec de vives douleurs ; le soir même on lui donne 6 grammes de salicylate. Les phénomènes perdent aussitôt de leur intensité, et trois jours après, le 10 janvier, comme il n'y a plus aucun symptôme, on cesse la médication. Dès le soir même les douleurs ont reparu, la fièvre s'est montrée de nouveau ; le lendemain, nouvelle dose de salicylate dont l'effet est aussi prompt, puisque à la visite du soir, on constate l'absence de la fièvre, des douleurs et de la fluxion articulaire. On cesse encore prématurément le salicylate, alors deuxième rechute qui ne dure pas davantage.

Une grave question se pose ici : la médication salicylique exerce-t-elle une action favorable ou défavorable sur le développement ou sur la marche des complications si fréquentes du rhumatisme chez les enfants ? Il s'agit surtout ici des complications cardiaques.

La plupart des auteurs admettent, en effet, que l'endocardite est, pour ainsi, dire la règle, dans le rhumatisme articulaire aigu ou subaigu, chez les jeunes sujets.

Fuller, sur 15 cas, a noté neuf fois le retentissement de la maladie sur le cœur.

Steiner a noté le même fait dans les trois cinquièmes des cas.

West a constaté que, chez les enfants, le cœur est quelquefois affecté, même dans les cas les plus légers. D'après lui, le rapport des complications cardiaques dans le rhumatisme infantile serait de 61,3 p. 100, 33,1 p. 100 étant la proportion chez l'adulte.

M. Roger considère la loi de coïncidence du rhumatisme et de ces affections comme fatale dans le jeune âge, et l'on voit, dans ses observations, des souffles vasculaires persistants succéder à des douleurs articulaires si légères, que l'un des petits malades ne garda le lit qu'un jour, et un autre ne fut même pas alité.

L'endo-péricardite vient en seconde ligne ; et enfin c'est la péricardite qui s'observe le plus rarement, bien que l'enfant présente cependant, au cours du rhumatisme articulaire aigu, la péricardite vraie plus souvent que l'adulte, et que chez lui le diagnostic de cette maladie soit moins obscur.

M. Picot a noté l'endocardite dans presque toutes ses observations de rhumatisme cardiaque, tandis que la péricardite ne s'est montrée que dans la moitié des cas, et même pas toujours d'une façon très évidente; deux fois seulement elle parut isolée.

Chez 18 malades, M. Claisse a constaté trois péricardites et quatorze endocardites.

Nous avons analysé 23 observations de rhumatismes articulaires traitées par le salicylate de soude; nous avons noté les résultats suivants :

Dans une première catégorie de faits (10 cas) des signes d'endocardite existaient lors de l'entrée des malades à l'hôpital; deux fois seulement ils parurent modifiés favorablement lors de la sortie.

Dans l'observation X, on note le 28 novembre : « Un souffle très marqué existe au premier temps avec maximum à la base,» et le 9 décembre : « le souffle persiste à la base, mais il est beaucoup plus faible qu'au moment de l'entrée. »

Dans l'observation XI, on indique le 18 février un souffle rude, systolique de la pointe, qui a disparu le 22.

Nous citons plus loin ces deux observations.

Nous devons dire pour être exact que quatre fois, les enfants avaient été atteints antérieurement de rhumatisme articulaire, et nous pensons, avec M. Picot, que dans la majorité des cas, il est bien difficile, à une seconde attaque articulaire, de savoir si le cœur est ou non repris.

Obs. X. — Baujé, (Jean-Marie), âgé de 14 ans, entre à l'hôpital des Enfants, le 26 novembre 1877, salle Saint-Louis, n° 24.

On ne peut obtenir sur les antécédents aucun renseignement précis. L'enfant dit n'avoir jamais eu de maladies antérieures. Ce n'est que depuis trois jours qu'il est indisposé. Il a ressenti d'abord de la douleur au niveau de l'articulation tibio-tarsienne gauche, qui est devenue en même temps le siège d'un gonflement marqué. Les douleurs se sont ensuite propagées dans la jambe, jusqu'au dessous du genou. Le lendemain, le genou droit a été pris. Chaque soir, il y a eu un peu de fièvre.

L'enfant ne sait à quelle cause attribuer ses douleurs. Il n'a pas pris froid, et il ne se rappelle avoir fait aucun exercice fatiguant qui ait pu amener chez lui une transpiration sensible. Son habitation est sèche. Il n'a jamais eu ni accidents rhumatismaux, ni chorée, mais il éprouve souvent des palpitations. Le soir de l'entrée, la température est à 38·8.

Le 27 novembre. Les deux articulations tibio-tarsiennes sont tuméfiées, mais non douloureuses, tandis que les deux genoux et le pied droit qui présentent aussi de la tuméfaction, sont en même temps le siège de vives douleurs. T. m. 38.1, s. 38.7. On donne 6 grammes de salicylate de soude.

Le 28 novembre. Les douleurs dans les jointures ont disparu. Il n'y a aucun phénomène du côté des oreilles. Le malade n'hésite pas à rapporter au médicament cette amélioration rapide. Bruit de souffle très marqué au premier temps, avec maximum à la base. Temp. m. 37· s. 38·3. Prescription : 6 grammes de salicylate de soude, vésicatoire à la région précordiale.

Le 29 novembre. T. m. 37.2, s. 37.6. Plus de douleur articulaire. Le bruit de souffle a notablement diminué : 6 grammes de salicylate de soude.

Le 30 novembre. L'état du malade est toujours aussi satisfaisant, on cesse le salicylate.

Le 9 décembre. Il n'y a plus de manifestations du côté des jointures. L'enfant se lève ; il se trouve bien et mange avec appétit. Le bruit de souffle qui est beaucoup moins intense, a toujours son maximum à la base.

Le 22 décembre. L'enfant sort guéri sans avoir eu de rechute. Le bruit de souffle persiste, mais beaucoup plus faible qu'au moment de l'entrée à l'hôpital.

Obs. XI (communiquée par M. Bergeron). — Louis Miller, 13 ans. entré le 17 février 1879, salle Saint-Benjamin, n° 23. (Hôpital Sainte-Eugénie.

Cet enfant n'a jamais eu de rhumatisme. Sa mère était rhumatisante. Il a été pris, il y a quinze jours, de douleurs, avec gonflement et rougeur, dans le cou-de-pied droit; puis dans le gauche, dans les genoux et dans la hanche.

Il ne garde le lit que depuis trois jours ; depuis ce temps, il a de la fièvre, de l'angine, un peu de dyspnée et tousse assez fréquemment.

17 février. — Les douleurs spontanées sont peu accusées dans les articulations; mais au moindre attouchement, le malade se plaint vivement.

Les deux articulations du pied sont le siège d'un gonflement manifeste, et les douleurs sont surtout accusées à gauche; il en est de même pour les genoux. Les deux articulations de la hanche sont également douloureuses. Rien du côté des membres supérieurs.

La langue est blanche, mais humide; la peau chaude. Le thermomètre indique 40°,4. Le pouls faible, mais régulier bat 100 pulsations à la minute. Les battements du cœur sont réguliers; on constate à l'auscultation un peu de rudesse du premier temps à la pointe.

Le 18. Insomnie par suite des douleurs, mais sans délire. La pression est douloureuse sur les deux trochanters et surtout dans l'aine. Hydarthrose légère des deux genoux avec érythème. La douleur persiste aux cous-de-pied; le droit seul est tuméfié.

Souffle rude systolique de la pointe.

Langue épaisse, très-blanche au centre, un peu rouge à la pointe et gardant l'empreinte des dents. Matin., T. 38°, Pouls 96, respir. 36; soir, T. 38,4. Tartre stibié 0,075. Laudanum sur les articulations.

Le 20. L'émétho-cathartique a provoqué avant hier des selles et des vomissements abondants. (La température avait baissé de 2°,4 avant l'administration de l'emétique).

L'enfant est, ce matin, dans le décubitus dorsal, immobile. Il dit souffrir davantage. La tuméfaction et la douleur persistent au genou droit. La pression est encore douloureuse à l'aine droite et au cou-de-pied droit. Tout le membre inférieur gauche paraît libre; mais les épaules sont prises ainsi que la portion cervicale de la colonne vertébrale. Le souffle systolique persiste, mais sans exagération. Julep gommeux avec 3 gr. de salicylate de soude.

Le 21. Changement très- remarquable. Les mouvements sont libres, l'enfant peut s'asseoir sur son lit, les épaules sont encore douloureuses. Même traitement.

Le 22. L'enfant ne sent plus de doulours ; les épaules elles-mêmes sont dégagées. Pouls 76, le prolongement systolique de la pointe a disparu. 3 gr. de salicylate de soude.

5 mars. — L'enfant est repris de douleurs dans l'épaule gauche et dans le genou du même côté.

Reprendre le salicylate de soude à la dose de 4 grammes. (Il avait été supprimé il y a 5 jours).

Le 6. Le salicylate de soude a déjà produit son effet, les douleurs ont disparu.

Le 8. Salicylate de soude, 3 gr.

Le 12. Salicylate de soude, 1 gr.

Le 15. Pas de retour des douleurs, suppression du salicylate de soude.

Le 21. Après six jours de suspension du salicylate, retour des douleurs dans les pieds, les épaules et le poignet droit, dans les articulations vertébrales depuis la proéminente. Fièvre modérée. Rien au cœur. Julep. gommeux avec salicylate de soude, 5 gr.

Le 22. Disparition complète des douleurs ; continuer le salicylate de soude.

Le 23. 4 grammes seulement de salicylate de soude.

Le 25. 2 grammes de salicylate de soude.

2 avril. Suppression du médicament.

Pour une seconde catégorie de malades, qui entraient à l'hôpital dans les premiers jours de l'affection, il était logique de supposer qu'en jugulant la maladie articulaire, (mot consacré par M. Bouillaud), on préviendrait l'envahissement des membranes du cœur. C'est ce qui a eu lieu dans huit cas. Toutefois, nous devons mentionnner ici ceux dans lesquels l'immunité du cœur n'a pas été complète.

Dans l'observation VIII, à la troisième récidive des douleurs traitées par le salicylate de soude, survient une péricardite sèche. Celle-ci ne fut point traitée par ce médicament.

Dans l'observation XII, on note aussi une péricardite sèche. (Les frottements avaient disparu au bout de cinq jours.)

Dans l'observation XIII, on indique une péricardite avec épanchement; dans l'observation VII, une très légère complication cardiaque; dans l'observation XIV, une endocardite marquée.

Même en tenant compte des complications légères, nous voyons que le chiffre de 61,3 p. 0/0, donné par West, comme exprimant le rapport des complications cardiaques dans le rhumatisme infantile, se trouve réduit à 39,2 p. 0/0, pour les cas où le salicylate fut employé.

Nous citerons ici les observations que nous avons signalées plus haut.

Obs. XII. (communiquée Par M. de Gastel, interne provisoire). — Meunier (Victor), âgé de 16 ans, entré le 19 juin 1877, salle Sainte-Martine lit nº 13, (service de M. Oulmont, suppléé par M. Audhoui).

Si l'on en juge par son peu de développement, cet enfant n'est certainement pas âgé de plus de 14 à 15 ans.

Il n'a jamais eu de rhumatisme, ni de chorée. Il a été pris, il y a deux jours, de douleurs vives dans les deux genoux, ces douleurs empêchèrent la marche et le forcèrent à garder le lit; elles sont survenues à la suite d'un refroidissement, le malade ayant couché avec la fenêtre ouverte. En même temps que les douleurs, survinrent les phénomèmes généraux de rhumatisme.

Hier, battements de cœur assez violents avec un peu de difficulté à respirer. T. soir. 39°,8,

20 juin.— Le malade est fébricitant, la peau est chaude, les pommettes sont injectées; le pouls est fréquent et bondissant. Matin: temp. 39,

pouls 108 ; soir, temp. 38,8; pouls 108. Tuméfaction *énorme* des deux genoux, qui sont rouges, chauds, douloureux à la pression. Il y a de la tuméfaction periarticulaire ; la douleur et la tension des téguments empêchent de constater s'il y a de l'hydarthrose.

L'articulation tibio-tarsienne droite est également très tuméfiée, rouge, œdémateuse ; la tuméfaction se prolonge le long des gaines périarticulaires. Les gaines du poignet se sont prises ce matin, le poignet droit, surtout, présente une tuméfaction rosée assez considérable à la région dorsale. Pas d'autre manifestation articulaire.

Examen du cœur. — Battements du cœur réguliers, très précipités. Souffle ayant son maximum à la base, très doux, se propageant à la pointe, et couvrant presque le second bruit, qui est à peine perceptible.

Depuis le début de la maladie, insomnie très pénible. *Traitement* : Salicylate de soude 8 gr., donné par prise de 1 gr. d'heure en heure.

Le 21. La première dose a été administrée à midi. A sept heures du soir, le malade est pris de grands bourdonnements d'oreilles, d'une sensation vague, il lui semblait être bercé dans son lit. Il avait quelques nausées, une grande sécheresse de la gorge. Cette nuit, il a dormi d'un sommeil profond et ne s'est réveillé que peu de temps avant la visite, baigné de sueurs.

Il a uriné abondamment : les urines sont claires, et on constate, par le perchlorure de fer, un abondant précipité violet.

Les douleurs ont complètement disparu : Ce matin le malade nous montre qu'il remue très bien les genoux, qu'on pouvait à peine examiner hier, en même temps ils sont moins rouges et moins gonflés. On peut les examiner, et on constate la présence d'une double hydarthrose. La douleur et la tuméfaction situées derrière la cheville droite sont bien diminuées, sinon totalement disparues. Le poignet droit est encore très gonflé et assez douloureux. Il y a une chute rapide du pouls et de la température. Matin, temp. 37°,4, pouls 86 ; Soir, temp. 38°,2, pouls 92.

Examen du cœur. — Toujours le souffle de la base. *Traitement* : Salicylate de soude, 8 gr.

Le 22. Il n'y a plus de nausées, ni de transpirations abondantes. Les bourdonnements d'oreilles ont bien diminué. Il n'y a plus de fièvre, le malade demande à manger.

La douleur a presque totalement disparu. Le gonflement des genoux disparaît, cependant toujours un peu de liquide dans le genou gauche. La douleur des poignets a complètement cédé. Matin, temp. 37°,8, pouls, 80 ; Soir, temp. 37°,8, pouls, 88.

Examen du cœur. — Frottement péricardique que l'on n'avait pas constaté ces jours derniers, malgré le soin avec lequel le cœur avait été examiné. *Traitement* : Salicylate de soude, 6 gr.

Le 23. Le malade n'a pu prendre que les 3/4 de sa potion. Envies de vomir fréquentes, avec sécheresse de la gorge. Beaucoup de bourdonnements d'oreilles. Les articulations sont dégonflées, plus de douleurs. Toujours des frottements péricardiques. Matin, temp. 37°,4, pouls, 84; Soir, temp. 37°,8, pouls 96.

Traitement: Salicylate de soude, 3 grammes.

Le 24. Même état, le malade n'a pas pris son salicylate. On l'ordonne, à la même dose. Matin, temp. 37°,7, pouls 80; soir, temp. 37°,8, pouls 80.

Le 25. Le malade a pris sa potion complètement. Plus de bourdonnements dans les oreilles. Plus aucune manifestation du côté des articulations. Matin, temp. 37°,4, pouls 80 ; soir, temp. 36°, pouls 80.

Le 26. Salicylate de soude, 3 gr.

Le 27. — id. — Plus de frottements péricardiques. Souffle au premier temps et à la pointe plus manifeste.

Le 28 et le 29. id.

1er juillet. Le malade est complètement guéri, on le garde encore quelques jours à l'hôpital en prenant sa température.

Cette observation est instructive à plus d'un titre. Nous avons affaire ici à un rhumatisme aigu où les manifestations articulaires et les symptômes généraux furent très accentués; et cependant nous voyons les douleurs, le gonflement, *l'épanchement articulaire* diminuer rapidement, s'améliorer dès le premier jour, pour disparaître au cinquième. L'action sur la température et sur le pouls n'a pas été moins manifeste. Nous notons :

Le 19, matin, 39°,6 ; soir, 39°.

Le 20, matin, 38°,8 ; soir, 37°,4.

En trente-six heures, la température s'est abaissée de 2°,2. Le pouls de 108 est tombé à 86 pulsations.

Une péricardite s'est développée ; mais elle a été légère, puisque les frottements avaient disparu au bout de cinq jours.

Enfin, par suite de la dose trop élevée du salicylate de soude, qui fut d'ailleurs administrée à des intervalles trop rapprochés, nous voyons survenir des bourdonnements d'oreilles, des nausées, des vomissements.

Obs. XIII. (Thèse Lavieille, 1878.) — Reymann (Joseph), âgé de 13 ans, entre à l'hopital des Enfants le 14 novembre 1877, salle Saint Louis, lit n° 4.

A eu la rougeole et la coqueluche. Habite un endroit sec. La santé habituelle est bonne. Pas d'antécédents héréditaires.

Il est impossible d'avoir, sur l'origine et la marche de la maladie actuelle, des renseignements satisfaisants. C'est ainsi que l'enfant déclare souffrir de douleurs erratiques dans les articulations, depuis six semaines, sans pouvoir indiquer la jointure qu'elles ont affectée d'abord.

Au moment de l'entrée à l'hopital, les douleurs occupent surtout les régions lombaires. Tempér. 38,5.

15 novembre. Temp. m. 38,6 ; s. 39. Le malade se plaint de douleurs dans la nuque et dans le tiers interne de la main droite ; il ne peut étendre complètement les deux derniers doigts, qui restent dans la demi-flexion. — Potion avec salicylate de soude, 6 grammes.

16 novembre. Temp. m. 38 ; s. 39,4. Le salicylate paraît avoir diminué les douleurs. Le cœur est atteint. La région précordiale présente une légère voussure et est en même temps le siège d'une matité peu étendue. La pointe du cœur bat à 3 centimètres en dehors du mamelon. A l'auscultation on reconnaît que les bruits sont assez mal frappés, et l'on distingue un léger bruit de souffle, au premier temps, avec maximum à la pointe. — Prescription : salicylate de soude 6 grammes ; vésicatoire à la région précordiale.

17 novembre. Douleur assez vive à la nuque. La douleur palmaire est moins aigue. Temp. m. 38,3 ; s. 39,2. Salicylate de soude, 6 grammes.

18 novembre. Le malade ne souffre presque plus; et, du reste, la température a subi une chute énorme ; depuis hier soir elle est tombée de 39, 2 à 37, 4. Le soir, temp. 38, 2.

20 novembre. Mieux sensible. Température normale. On suspend le salicylate.

30 novembre. Tout allait bien, lorsque ce soir, l'enfant accuse une vive douleur dans le dos.

L'auscultation fait entendre quelques râles dans la poitrine et le thermomètre marque 40.

Cette haute température s'explique par une angine couenneuse qui survint alors, se compliqua de croup et emporta le malade le 5 décembre au soir.

Opposition a été faite à l'autopsie.

Obs. XIV. (Thèse Guinoiseau, 1878.) — Joseph Peyros, âgé de 14 ans, entré le 3 juillet 1878, salle Saint-Benjamin, n° 27.

L'enfant a toujours joui d'une bonne santé, lorsqu'il y a 3 jours, il a accusé des douleurs, dans la région lombaire, qui ont persisté. Deux jours après, l'enfant souffrait de la hanche et du genou, du côté droit. Le jour de l'entrée, l'enfant a 120 pulsations, 36 respirations et 39° de température.

4 juillet. La nuit a été calme, mais sans sommeil. On constate une légère douleur au niveau et au-dessous de l'apophyse coracoïde. L'aine droite est douloureuse. Les articulations les plus atteintes sont les deux genoux, l'un et l'autre sont très tuméfiés. L'hydarthrose est manifeste au genou droit. Le rhumatisme existe également au niveau de la malléole interne gauche et au gros orteil du pied gauche. La langue est fébrile, pâteuse sur le limbe, tremblotante, sans rougeur vive à la pointe.

Il y a anorexie. Pas de selles depuis deux jours. L'examen du cœur est négatif, 90 pulsations, 28 respirations. Température 38, 4. — Traitement : potion avec 4 grammes de salicylate. Lait.

5 juillet. 68 pulsations, 28 respirations, température 37,2. Dès hier soir, il y a eu sédation dans les douleurs : la nuit a été très bonne. Les mouvements des genoux sont plus libres. Le genou droit est moins tuméfié; le genou droit qui a aussi diminué de volume est indolore à la

pression. Il y a encore une légère douleur au niveau de la malléole et à l'articulation de la première avec la deuxième phalange du gros orteil. L'enfant n'accuse ni sifflements, ni bourdonnements d'oreilles. Traitement : 4 grammes de salicylate. Huile de ricin, 20 grammes.

6 juillet. L'enfant a vomi hier une partie de la potion et a refusé de prendre le reste pendant la nuit. Du reste, ce matin, le malade est abattu, le visage coloré. Il y a 80 pulsations, 28 respirations. La température reste normale, 37,6. Le genou gauche est toujours un peu tuméfié mais indolore. La douleur de l'orteil gauche a disparu. Rien au cœur. La langue est toujours blanche et pâteuse. Même traitement.

7 juillet. 72 pulsations 26 respirations. 2 grammes de salicylate de soude.

8 juillet 76 pulsations, 30 respirations. L'amélioration persiste. La potion salicylée est réduite à 3 grammes.

9 juillet. Pouls 72, 28 respiratious, 2 gr. de salicylate.

10 juillet. 90 pulsations, 28 respirations. Hier soir la température est montée à 38,2. Le matin elle n'était que de 37. Cependant l'enfant n'accuse aucune douleur. On lui donne cependant 3 grammes de salicylate.

11 juillet. 100 pulsations, 28 respirations. Température normale 37. L'examen des poumons et des plèvres est négatif. Pour la première fois on trouve un prolongement rude du bruit systolique de la pointe du cœur. A la base, il y a également un souffle doux se continuant dans les vaisseaux du cou. Traitement : 4 grammes de salicylate. Lait.

12 juillet. 96 pulsations, 28 respirations. Les bruits cardiaques constatés hier persistent. L'enfant n'a pas de douleurs articulaires. Salicylate, 3 grammes.

13 juillet. 80 pulsations, 28 respirations.

14 juillet. 100 pulsations, 28 respirations. Hier soir il y a eu hyperthermie (38,4) mais sans retour des douleurs. Le prolongement du premier temps, à la pointe, est aussi marqué qu'il y a trois jours. Même traitement.

15 juillet. 80 pulsations. Le malade n'accusant plus aucune douleur, le médicament est supprimé.

16 juillet. 84 pulsations, 24 respirations, temp. 37,2. Malgré la suppression du médicament le malade n'a pas vu reparaître ses douleurs.

Chez l'enfant, le rhumatisme atteint moins fréquemment l'appareil respiratoire que l'appareil circulatoire.

La pleurésie vient en première ligne, par ordre de fréquence; c'est l'opinion de la plupart des auteurs. M. Roger croit la pleurésie rhumatismale plus fréquente chez l'enfant que chez l'adulte; M. Claisse l'a vue chez 6 malades sur 18. M. Bouquent en cite trois cas ; M. Picot a recueilli dans le service de M. Labric l'observation d'une pleurésie chez un enfant rhumatisant de 8 ans 1[2.

La pneumonie rhumatismale est certainement beaucoup moins fréquente que la pleurésie. Fuller en cite un certain nombre chez les enfants, mais tout en réunissant la pneumonie, la broncho-pneumonie, la pleuro-pneumonie, il n'arrive encore qu'à une moyenne de 11 p. 100.

La congestion pulmonaire, enfin, se rencontre assez fréquemment chez l'adulte rhumatisant, mais elle est plus rare chez l'enfant.

Dans les 30 cas traités par le salicylate de soude, nous avons vu une fois se développer une pleurésie double, ce qui pour les complications pulmonaires nous donne une proportion de 3,3 p. 100.

Nous citons ici cette observation.

Obs. XV. Fouqué (Eugène), âgé de 14 ans, entré le 3 avril 1879, salle Saint-Jean, lit n° 39, service de M. Labric.

Le malade a déjà eu les deux années précédentes, à peu près à la même époque, deux attaques de rhumatisme articulaire aigu avec accidents cardiaques graves, la première fois salle Saint-Louis, l'autre dans le service de M. Labric. Depuis deux jours, sans cause appréciable, les mêmes accidents l'ont repris.

État actuel. — Faciès anxieux, ailes du nez se dilatant à chaque respiration. Langue sale, pas de vomissements ni de diarrhée. Fièvre assez vive, 40,1. Pouls fréquent et fort. Articulations du pied, du genou, de la hanche, des mains, du poignet, du coude, de l'épaule uniformément douloureuses. La palpation seule arrache des cris au malade.

Dyspnée considérable. Rien à l'auscultation.

Cœur. — Bruits tumultueux, mal frappés. 1er bruit soufflé maximum à la pointe, 2e bruit également soufflé maximum à la base.

6 avril. Même état général. Anxiété précordiale croissante. Battements du cœur toujours tumultueux, semblant plus lointains, et indiquant l'existence d'un épanchement péricardique. Articulations un peu moins gonflées. T. 39,8. Traitement : salicytate de soude, 4 grammes, tisane de chiendent avec nitrate de potasse, vésicatoire précordial.

7 avril. T. 40,4, pas d'albumine dans les urines. Moins d'oppression. Articulations un peu moins douloureuses, mais toujours gonflées. Pas de changements dans les symptômes cardiaques. Bruits toujours lointains. Rien d'anormal dans les poumons. Rien également dans les plèvres. Traitement. Salicylate de soude, 6 grammes, jp. scille, 20 gouttes.

8 avril. T. 39. Articulations toujours douloureuses dans les membres supérieurs, celles des membres inférieurs ne sont presque plus gonflées, et les douleurs ont presque disparu.

Cœur. — Bruits toujours lointains, souffle musical.

Plèvre. — Souffle pleurétique à droite, à la base de la poitrine, en arrière. Matité correspondante. Le soir, mêmes signes stéthoscopiques. Respiration plus facile, articulations du cou douloureuses. — Traitement : sal. de soude, 6 gr., jp. scille, 20 gouttes.

9 avril. T. 38°,6. Mêmes signes articulaires. L'épanchement pleurétique n'augmente pas. Bruit de souffle musical du cœur persiste. Les bruits semblent moins sourds.

Le malade se sent très soulagé. Traitement : salicylate de soude, 6 grammes.

Le 10. T. 38. Presque plus de douleurs articulaires. Epanchement pleurétique double. Peu d'oppression cependant. salicylate de soude, 4 gr.

Le 11. Même état. Pas de fièvre. Plus de douleurs articulaires. Traitement : salicylate de soude, 4 gr.

Le 12. Bruits du cœur plus rapprochés. Bruit de souffle reparaît au premier temps à la pointe. Le liquide semble augmenter un peu dans les plèvres. Peu d'oppression. Le malade se sent mieux, même traitement.

Le 13. Même état.

Le 14. Suppression de salicylate.

Le 17. Bruits du cœur plus nets. Epanchement pleural toujours considérable.

Les 18 et 19. Même état.

Le 21. T. 38,8. L'épanchement péricardique a reparu. Oppression intense. Vésicatoire précordial.

Le 22. Légère amélioration. Bruits du cœur toujours lointains, même état des plèvres. Pas d'albumine dans les urines. Epanchement péricardique moindre. Mais reprise des douleurs articulaires. Fièvre assez considérable, pouls 112, T. 39,8, Sal. soude, 6 grammes.

Le 25. Epanchement péricardique a augmenté. Fièvre. Orthopnée. Douleurs articulaires moindres. T. Sal. soude, 6 grammes. Scille, Jalap scammonée.

Le 30. Légère amélioration du côté du péricarde. Même état dans les plèvres. T. Sal. soude, 4 grammes.

Le 30. Bruits du cœur ont reparu. Souffle double au premier et au deuxième temps, le premier maximum à la pointe, le deuxième à la base. Suppression du salicylate de soude.

Le 5, 6 et 7. Même état, pas de fièvre.

Le 14. Oppression peu intense, quelques douleurs dans la région précordiale.

Le 15. Les douleurs ont disparu. Epanchements pleuraux semblent diminuer de hauteur, surtout à gauche.

Le 16. Les épanchements pleuraux diminuent. A la région précordiale, bruit de piaulement dont le siège précis est difficile à localiser, semble plus net à la base. D'après renseignements, ce malade a déjà eu ce signe l'année dernière.

Le 20. Epanchements de la plèvre sont presque disparus. Plus de souffle. quelques frottements aux deux bases. Matité peu étendue, 3 à 4 cent. La sonorité a reparu dans tout le reste de la poitrine.

Le 24. Le malade semble très amélioré. Il n'a même plus besoin, pour dormir la nuit, de potion calmante. Plus d'épanchement dans la plèvre. Bruit de piaulement persiste.

Nous ne nous sommes occupé jusqu'ici que du rhumatisme articulaire franc ; il est une autre forme, le rhumatisme scarlatineux, qui nous a paru influencée d'une façon favorable par le salicylate de soude. L'observation suivante vient à l'appui de ce que nous avançons.

Obs. XVI. — Boussegal (Léon), âgé de 12 ans, entre le 28 août 1879, salle St-Joseph, lit n° 10, service de M. Cadet de Gassicourt. (Observation recueillie par M. Haussmann, externe du service.)

A son entrée à l'hôpital, cet enfant est atteint d'une scarlatine qui suit une marche normale, lorsque, le 2 août, on constate de la douleur assez vive au niveau des poignets, avec gonflement surtout prononcé à droite.

Rien au cœur, rien dans la poitrine.

On trouve de l'albumine en assez grande quantité dans l'urine.

Le 3 août. Les douleurs se sont étendues aux membres inférieurs; elles occupent aujourd'hui les poignets et les genoux.

Malgré l'examen le plus attentif, on ne trouve aucune trace d'albumine dans l'urine; aussi on administre le salicylate à la dose de 3 gr.

Le 4. Les douleurs et le gonflement des poignets ont disparu.

Les genoux sont encore un peu douloureux.

Pas de bourdonnements d'oreilles.

Pas d'albumine dans l'urine.

Continuation du salicylate à la même dose.

Le 5. Guérison complète. Pas d'albumine. Suppression du médicament.

Le 25. Le malade quitte l'hôpital sans avoir présenté de rechute ni de troubles cardiaques.

Résultats obtenus dans les cas ou le rhumatisme affecte le système nerveux. — Il nous semble que pour être complet, nous devons étudier ici les résultats obtenus par le salicylate de soude, dans les cas où la diathèse rhumatismale atteint le système nerveux.

M. Germain Sée pose en effet dans son mémoire les conclusions suivantes : « le rhumatisme affecte fréquemment le système nerveux, en empruntant les caractères des névroses, ou en simulant les phénomènes, soit isolés, soit réunis, des maladies de l'encéphale, de la moelle et de leurs enveloppes ; 2° les formes qu'il revêt le plus fréquemment sont celles de la chorée, de la méningite cérébrale ou spinale, des contractures, du tétanos, de la paralysie ; quelquefois aussi il se montre sous la forme d'une attaque apoplectiforme ou convulsive.

Ces conclusions ont attiré à M. Sée, de la part de plusieurs médecins, le reproche d'exagération. Si ce reproche paraît mérité pour quelques-unes de ces affections, il en est d'autres, au contraire, surtout la chorée, à l'égard desquelles le savant professeur serait plutôt resté en deçà de la vérité.

Le rhumatisme cérébral est peu fréquent chez l'enfant. (Picot, 13 observ. ; Bouchut, 2 ; Roger, 14 cas.)

Quant au rhumatisme spinal, on peut dire que cette affection est loin d'avoir été aussi bien étudiée que la précédente, et qu'elle demande de nouvelles recherches pour être élucidée.

Etant donnée cette rareté des faits, on comprendra facilement que nous n'ayons pu trouver de cas où le salicylate de soude ait été employé.

Nous ne pourrions alléguer la même raison pour la chorée, et cependant les observations font défaut. Pourtant, M. le Dr Archambault, dans une communication orale, nous a dit avoir plusieurs fois employé le salicylate de soude et n'avoir eu que des insuccès. Ceux-ci pourraient, peut-être, être attribués aux doses peu élevées auxquelles le médicament fut administré.

Il nous resterait à parler de l'action du salicylate de soude dans la tétanie, dont l'origine rhumatismale, affirmée pour la première fois par Corvisart, soutenue par

Bouchut, Trousseau, Sée, fut niée par Rillet et Barthez et Axenfeld ; mais ici encore point d'observations et nous ne pouvons émettre que des desiderata.

CHAPITRE IV.

ACCIDENTS ET CONTRE-INDICATIONS DU SALICYLATE DE SOUDE.

Des troubles nombreux, survenus du côté de divers organes, pendant l'administration du salicylate de soude, ont été portés au passif de ce médicament. Nous avons cru devoir les énumérer ici, quoiqu'ils soient peu fréquents chez l'enfant, car chez ce dernier, encore plus que chez l'adulte, il est nécessaire de suspendre la prescription lorsqu'il survient quelque phénomène d'intoxication. Pour plus de clarté, nous avons adopté un ordre méthodique ; prenant l'un après l'autre chaque appareil de l'économie, nous dirons sur chacun ce que l'on a remarqué en clinique.

Système nerveux. — Les premiers phénomènes accusés par les malades, et qui sont à peu près constants, consistent en une sensation particulière de vide dans la tête, avec bruissement et légère obnubilation de l'ouïe. Les bourdonnements d'oreille sont quelquefois très forts; quant à la surdité elle est rarement complète. En même temps, quelques malades sont prostrés, anéantis, quand ils suivent ce traitement depuis longtemps. Mais l'intelligence est absolument nette, et, malgré leur apparence hébétée, ils répondent parfaitement et sans hésitation aux questions qui leur sont posées. On a signalé parfois des hallucinations, des illusions de la vue et des vertiges.

M. le professeur Germain Sée n'a jamais vu de pareils accidents, et il est convaincu qu'ils ne peuvent être provoqués que par des doses massives ou mal administrées. Dans ce cas il peut en effet y avoir du délire chez les fébricitants.

Là se bornent les inconvénients qui ont été signalés du côté du système nerveux. On a parlé du rhumatisme cérébral, nous verrons plus loin si cette complication doit être imputée au médicament.

Appareil respiratoire. — Les troubles de l'appareil respiratoire attribués au salicylate de soude sont peu nombreux. On a noté parfois de la dyspnée. Cela nous a frappé d'autant plus, que M. Lahalle, (thèse de Nancy 1878), nous montrait le médicament comme agissant d'une façon prédominante, et pour ainsi dire élective, sur l'appareil respiratoire.

Appareil circulatoire. — Les physiologistes français ont admis que le salicylate de soude pouvait faire naître des troubles circulatoires partiels sans agir sur le cœur lui-même ou sur les ganglions intra-cardiaques. Voici comment M. Germain Sée s'exprime à ce sujet : « Si l'on admet, dit-il, l'intégrité complète des fonctions du cœur, la régularité du pouls et le maintien intégral de la pression vasculaire, s'ensuit-il qu'il ne puisse se manifester des troubles dans les circulations locales? Evidemment non, la clinique chaque jour me démontre le contraire, car, souvent, j'ai observé des troubles vasculaires partiels, portant particulièrement sur la circulation intra-cranienne ou faciale; et du reste, dans le cas présent, les bruissements intra-craniens perçus par les malades, les bourdonnements d'oreilles, la diminution de la faculté auditive, ne sont-ils pas dus à une perturbation de la circulation? Claude Bernard a insisté, dans maintes circonstances, sur l'indépendance de la circulation dans certains organes ; il est des médicaments qui agissent sur les nerfs vaso-moteurs, ou sur les vaisseaux d'un département circonscrit d'une région déterminée ; or, les artérioles de la face et de l'encéphale, par leur texture éminemment contractile, se prêtent merveilleusement à une activité plus marquée que partout ailleurs. S'il en est ainsi, n'est-on pas en droit de se demander si ce n'est pas de la sorte que naissent des congestions partielles, sous l'influence du médicament ». (Germain Sée, Académie de médecine, septembre 1877).

Appareil urinaire. — Cet appareil est quelquefois aussi influencé par la médication salicylique. Les accidents qui ont été mis sur le compte de la médication, consistent en envies fréquentes d'uriner, avec ténesme, polyurie ou oligurie, suivant que le rein est normal ou qu'il est le siège de lésions anatomiques.

Nombre de fois, on a également signalé des albuminuries passagères, des hématuries, des néphrites et des symptômes d'intoxication chronique.

Tube digestif. — Résumons en quelques mots les accidents qui peuvent être portés au passif de la médication salicylée, dans son action sur le tube digestif. Ces accidents sont de deux ordres : les uns légers, d'autres des plus graves. Les premiers consistent en des nausées, des vomissements, des éruptions buccales de diverses natures, de la diarrhée, de l'intolérance gastrique, des sensations de cuisson dans l'arrière-gorge, etc. Les phénomènes graves signalés, consistent en des vomissements incoercibles, des ulcérations du pharynx, de l'œsophage, de l'estomac, des suffusions hémorrhagiques dans les muqueuses, et principalement en des pertes sanguines, soit du côté de l'estomac, soit du côté de l'intestin.

Peau. — La médication salicylique détermine parfois des sueurs très abondantes. On a signalé des démangeaisons et des éruptions vésiculeuses, de l'ecthyma particulièrement chez les femmes à peau fine.

Après cette longue énumération, on pourrait être tenté de croire que de nombreux accidents ont été observés chez l'enfant, en général si sensible à l'action des médicaments.

Il n'en est rien ; la tolérance pour le salicylate de soude est très grande, comme nous l'avons déjà fait remarquer.

Nous avons pourtant à indiquer le fait suivant ; nous citons textuellement.

Obs. XVI *bis.* (Thèse de M. Berthenoux, Montpellier, 1877.) — « Hoppe « Seeler fit prendre 5 grammes d'acide salicylique à un enfant de

« ans et demi, atteint de rhumatisme articulaire ; peu de temps après « l'administration du médicament, l'enfant fut pris de surdité, d'agita- « tion, de sueurs profuses, de dyspnée et enfin de collapsus mortel. »

Cette observation nous a paru contenir trop peu de détails, pour qu'on puisse en tirer quelques conclusions. Elle n'indique pas, si l'état des reins a été examiné avant l'administration du médicament, si l'acide salicylique a été donné à dose massive ou à doses fractionnées, toutes questions que nous voudrions voir résolues, pour nous prononcer.

Pour nous, sur 30 observations que nous avons analysées, nous trouvons noté :

3 fois des vomissements ;

1 fois de la sécheresse de la gorge et des nausées ;

(Dans ce cas, la dose de salicylate fut trop élevée ; 8 grammes furent administrés.)

Quant aux troubles sensoriels, nous ne les trouvons indiqués que cinq fois vers l'appareil auditif : (obs. VIII, XII, XVIII, XXIX, XXXIV), Ils consistaient en bourdonnements d'oreilles et obtusion de l'ouïe ; et une fois du côté du sens de la vue (obs. XXII, sensation de ronds dorés). Et même ces troubles étaient si peu prononcés pour la plupart, qu'ils n'impliquaient en rien l'indication pressante de supprimer le salicylate.

Faut-il voir là une nouvelle preuve de la rareté de l'encéphalopathie chez les enfants ? Cette explication ne serait pas très plausible, et nous préférons attribuer cette immunité des organes sensoriels et des centres nerveux, à l'élimination de principe médicamenteux qui se fait plus facilement que chez l'adulte. Chez l'enfant, en effet, les organes génitaux-urinaires sont le plus souvent dans un état d'intégrité parfaite, et ils ne deviennent jamais le siège de localisations rhumatismales, comme cela s'est vu chez l'adulte. La principale contre-indication de salicylate de soude est donc pour nous toute lésion des organes urinaires, et nous croyons qu'il serait nécessaire de poser pour règle absolue, d'examiner avec soin les urines avant, pendant et après le traitement. Cet examen porterait sur la recherche de l'albumine et des tubes rénaux, tubes hyalins ou autres.

Obs. XVII (personnelle). — Lemaire (Auguste), âgé de 11 ans. Entré à l'hôpital des Enfants, salle St-Louis, lit n° 20, le 14 décembre 1878.

L'enfant a eu il y a cinq mois un rhumatisme articulaire qui a duré trois semaines.

Depuis quelque temps il est atteint de chorée. (Mouvements désordonnés des membres supérieurs.)

Embarras de la parole qui ne date que de quelques jours. Rien au cœur. Souffle vasculaire dans les vaisseaux du cou. La chorée est traitée par l'arséniate de soude jusqu'au 28 janvier.

Le 28 janvier matin. Douleurs de reins très vives. Tristesse. Courbature. Pas de fièvre. Pas d'éruption. Soir : Douleurs dans les deux genoux. Ils sont gonflés, chauds. Les mouvements sont impossibles. Sueurs abondantes. Temp, 40,6. *Traitement :* Salicylate de soude 6 grammes.

29 janvier. Amélioration notable, presque plus de douleurs. Salicylate de soude 6 grammes. Temp. matin, 40,1 : soir, 39,6.

30 janvier. Vomissement léger, mal aux reins, pas d'albumine. Douleurs ont disparu. Suppression du salycilate de soude.

3 février. Les douleurs n'ont pas reparu.

6 février. On reprend le traitement de la chorée par le sulfate d'atropine.

11 février. Le malade sort guéri. Souffle doux au cœur, au premier temps à la pointe.

Obs. XVIII (Personnelle). — Bannelier, (Eugène), âgé de 12 ans, entre à l'Hopital des Enfants, salle Saint-Louis, lit n° 24, le 19 novembre 1878.

Il a eu un rhumatisme articulaire, il y a un an, qui a duré peu de temps.

Une nonvelle attaque s'est manifestée il y a huit jours. Les doulenrs ont débuté dans les articulations de la cuisse et de là se sont étendues aux genoux et aux pieds.

19 novembre. Les douleurs sont limitées aux articulations des pieds et du genou droit; sans gonflement ni rougeur. Les mouvements sont très douloureux. Rien au cœur. *Traitement*: salicylate de soude 6 grammes.

20 novembre. Amélioration notable. Léger souffle anémique à la base. Même traitement.

21 Novembre. Les douleurs ont disparu pour ne plus récidiver jusqu'à la sortie du malade. Il ne présente plus qu'un souffle anémique dans les vaisseaux du cou.

Obs. XIX (personnelle). — Bouchet, (Marie-Antoinette), agée de 7 ans, eutrée le 9 août 1878, salle Saint-Geneviève, lit n° 4. (Hôpital des Enfants.)

La malade a eu la rougeole, des abcès, une fluxion de poitrine, mais elle n'a eu ni chorée ni rhumatisme. Le lundi 4 août elle a été prise de douleurs dans les articulations.

Le 10 août, à l'entrée à l'hopital, on constate de la rougeur et du gonflement au niveau des malléoles, un léger épanchement dans les deux genoux. Les douleurs sont vives dans toutes ces articulations. Rien au cœur. Salicylate de soude : 4 grammes.

Le 11 août. Amélioration notable. Plus de rougeur ni de gonflement Les douleurs persistent encore un peu. Même traitement.

Le 12 août. Plus de douleurs. Rien au cœur. Suppression du salicylate.

Le 13 août, idem.

25 août, sortie de la malade.

Obs. XX (1). — B..., Charles. âgé de 9 ans, entre à l'hôpital de Enfants, le 23 février 1878, et est couché à la salle Saint-Louis, lit 13.

Ni le père, ni la mère de cet enfant n'ont jamais eu de douleurs

(1) Les observ. XX, XXI, XXII, XXIII, XXIV, sont empruntées à la thèse de M. Lavielle (Du rhumatisme articulaire aigu chez les enfants) 1878.

rhumatismales; mais le grand-père maternel est depuis de longues années, en butte à la diathèse. Un des enfants est mort de dysenterie, et il reste une petite fille qui, en ce moment, a la gourme. La maison où l'enfant est en pension est très-humide.

L'enfant a eu, il y a trois ans, des douleurs localisées dans le genou gauche, et qui durèrent environ trois semaines. Les taches auraient paru depuis une dizaine de jours, mais l'enfant allait néanmoins à l'école. Il y a trois jours, il accusa de la douleur dans le genou à gauche où l'on constata du gonflement; on a alors gardé l'enfant à la chambre. Les douleurs ont ensuite passé dans le poignet droit.

Le soir de son entrée, le malade a 38° de température. On constate des taches de purpura surtout aux membres inférieurs et sur les avant-bras. Elles sont à différents degrés : la plupart sont d'un rouge livide; quelques-unes sont entourées d'un cercle jaune verdâtre, et au centre on voit un point rouge comparable à une piqûre de puce. A l'avant-bras droit, au-dessus du poignet, existe une large plaque ecchymotique, au centre de laquelle se trouve une phlyctène entourée d'un cercle jaune. Cette ecchymose est douloureuse, et empêche l'extension du poignet. La douleur et le gonflement du genou gauche ont à peu près disparu, mais le coude du même côté commence à se prendre.

Dans la bouche et sur les gencives rien qui puisse faire attribuer les taches à une origine scorbutique.

On entend des bruits de souffle dans les vaisseaux du cou. Rien au cœur.

24 février. Les douleurs ont augmenté dans le coude gauche et gênent beaucoup la flexion de l'avant-bras sur le bras. Le malade ne peut, non plus, étendre sans souffrance les doigts, soit de la main gauche, soit de la main droite. L'attitude de la main se rapproche de la tétanie, et il y a évidemment du rhumatisme des gaines.

On donne quatre grammes de salicylate de soude.

Dès le soir, les douleurs ont déjà diminué, et la température s'est abaissée à 37, 6.

Le 25. Amélioration sensible. Le malade se sert de ses mains et mange seul; mais il ne peut complètement fléchir le coude gauche. Il a éprouvé quelques bourdonnements d'oreille; on maintient néanmoins le salicylate de soude, T. m., 37, 8 ; S. 38.

Le 26. Temp. m., 38; S. 37, 4. Les douleurs ont encore perdu de leur acuité. Le malade a vomi hier soir après avoir pris le salicylate.

Les vomissements se reproduisent encore dans la journée. A par cela, le mieux est considérable. Le soir, il n'y a plus ni fièvre, ni douleurs. La flexion du coude gauche est très-facile. Les taches de purpura disparaissent.

Le 27, Temp. m.,; 37, 9; S. 36. Plus de douleurs, mais l'enfant a vomi cette nuit. La langue est un peu saburrale ; léger embarras gastrique. On cesse le salicylate, et on donne la limonade purgative.

Le 28. Temp. m., 37, 6; S. 37,5. Le malade a vomi une partie de sa limonade, de sorte qu'il n'y a eu aucun effet purgatif. Depuis hier soir, dans le coude droit douleur assez vive qui gêne le mouvements.

Prescription : sel de Seignette, quinze grammes. Lavement purgatif.

1er mars. Temp. matin, 37, 9; S. 38, 2. Pas de vomissements. Le malade accuse dans la fosse iliaque droite une douleur spontanée qui s'exagère par la pression.

Les taches ecchymotiques du corps ont disparu; il ne reste plus qu'une ecchymose jaune à chaque avant-bras.

Le 2. Temp. m., 37, 7; S. 37, 7. Pas de vomissements depuis deux jours; mais les accidents gastriques persistent. Nous ne pensons cependant pas qu'il faille les attribuer au salicylate, car on ne trouve plus aucune trace de sel dans les urines; il n'y a pas non plus d'albumine. Le malade n'est pas allé à la garde-robe.

Le 3. Temp. m., 38, 1; S. 38,5. Un peu d'agitation pendant la nuit, et du reste la température a un peu haussé. Il y a une nouvelle poussée légère de rhumatisme. Douleurs peu vives dans les épaules, les poignets, les avant-bras, les mollets. On donne de nouveau 4 grammes de salicylate de soude.

Le 4. Temp. m., 37,6; S. 38. Les douleurs sont moindres. On constate nettement la présence de l'acide salicylique dans les urines. On continue la même potion avec quatre grammes de salicylate de soude. Mais l'enfant ne peut en prendre qu'une faible partie, car il vomit à deux reprises : le matin après avoir pris son chocolat, à midi, après avoir bu du vin sucré. Les douleurs n'ont pas reparu; mais l'état n'est pas aussi satisfaisant que le matin. Eruption purpurique aux poignets, aux genoux, aux cous-de-pied, sur les fesses.

Le 5. Temp. m., 37,2; S. 37, 6. Le matin, l'état est le même: pas de douleurs. On supprime le salicylate à cause des vomissements. Prescription : limonade au citron très-acide; potion avec deux grammes d'extrait de quinquina. Le soir, on constate une nouvelle poussée du côté des jointures, des poignets et des genoux.

Le 6. Temp. m., 37,6; S. 38, 6. Les douleurs n'ont pas augmenté depuis hier soir, mais l'éruption est toujours aussi confluente. Il est impossible de donner le salicylate à cause de l'intolérance gastrique. On prescrit donc des pilules de 0,10 centigr. de sulfate de quinine, du cresson, de la salade, des épinards. Le soir, la température s'est élevée de un degré. Il y a des petites ecchymoses aux lèvres, aux oreilles, aux paupières supérieures. Le malade ressent, au moment de l'inspiration, une légère douleur vers le bord gauche du sternum. Rien au cœur ni aux poumons. Nous nous bornons à indiquer ici que le malade, après avoir présenté toute une série d'accidents rhumatismaux pour lesquels le salicylate de soude ne fut pas employé, sortit guéri le 25 mai.

Obs. XXI. — Chapuis, (Auguste), âgé de 14 ans, entre à l'Hôpital des Enfants, le 22 août 1877, et est couché à la salle St-Louis, lit 25.

Le grand-père est rhumatisant. Le père et la mère n'ont jamais été atteints de cette affection.

C'est pendant le siège de Paris que cet enfant, alors âgé de 7 ans, a ressenti pour la première fois des douleurs rhumatismales. Ces douleurs ont disparu au bout d'un laps de temps indéterminé, et l'enfant s'était toujours très bien porté, lorsqu'il y a vingt jours, le 2 août, il a été de nouveau repris et est entré à la salle Saint-Jean d'où il est sorti complètement guéri. Il n'y a eu ni chorée ni affection cardiaque.

Le surlendemain de sa sortie de l'hôpital, le 14, nouvelle rechute. Il y a 8 jours qu'il est malade. Dans cette troisième attaque, les douleurs, qui du reste n'ont jamais été généralisées, ont débuté par le genou gauche qui aujourd'hui est libre. Elles semblent s'être localisées maintenant sur le membre inférieur droit où elles occupent l'articulation tibio-tarsienne et surtout le genou. Celui-ci est tuméfié, tendu, extrêmement douloureux, et ne présente qu'une légère rougeur sur les faces latérales. La jambe est dans la demi-flexion et ne peut être étendue. Temp. 38, 8.

23 août. Temp. m., 38°6; s. 38, 4. L'état ne s'est pas modifié. On donne 6 grammes de salicylate de soude.

Le 24. Temp. m., 37,5; S. 37, 7. Les douleurs ont beaucoup diminué dans le membre inférieur droit, et, bien que le genou gauche soit un peu pris, l'enfant accuse un mieux sensible. La température s'est, du reste, notablement abaissée, la peau est fraîche. Salicylate de soude 6 grammes.

Le 25. L'amélioration s'accentue. Le malade a passé une bonne nuit; il y a cependant encore quelques douleurs dans le genou. Température normale. Salicylate de soude, 6 grammes.

Le 27. Plus de douleurs ; mais l'enfant accuse une obtusion de l'ouïe très marquée. On conserve néanmoins la potion.

Le 28. Comme les troubles auditifs se sont accrus, et que, d'autre part, il ne reste plus aucune douleur, on suspend le salicylate.

Le 29. L'enfant va bien, et il se lève sans aucun inconvénient.

6 septembre. L'enfant allait très bien depuis 8 jours. Il accuse aujourd'hui de légères douleurs dans la jambe droite ; elles sont loin d'être aussi aiguës que les précédentes et ne gênent que fort peu. On se contente de prescrire un bain de vapeur. Les douleurs cessent rapidement.

Le 13. Angine rhumatismale légère qui disparaît après trois jours.

Le 18. Nouvelle attaque de rhumatisme subaigu. Les douleurs se font principalement sentir dans le poiguet et le coude gauches. Temp. 38, 4. — Salicylate de soude, 6 grammes.

Le 19. Temp. 38, 7. L'épaule gauche est atteinte à son tour. Salicylate de soude, 6 grammes.

Le 20. Mieux graduel. Temp. 37, 8. Salicylate de soude, 4 gr.

Le 23. On cesse le salicylate. Plus de douleur. Le malade se lève.

Le 30. Sort guéri.

Obs. XXII.— Bador, (Eugénie), âgée de 11 ans et demi, entre à l'Hôpital des Enfants, le 13 février 1876, et est couchée au lit n. 2 de la salle Sainte-Geneviève.

Cette enfant, d'un tempérament lymphatique, est très anémique. Elle a été atteinte de variole à l'âge de 5 ans et peu après de rougeole. Depuis lors, elle s'était assez bien portée, lorsqu'il y a huit jours, le 7 courant, elle a dû sortir par un temps de neige. Le soir même, elle a été prise de céphalalgie et de maux de cœur, qui ont persisté les jours suivants sans aucune interruption, mais avec des alternatives de mieux et de pire. Il y aurait eu aussi une fièvre assez forte. Quatre jours après ce refroidissement, c'est-à-dire avant-hier, l'enfant a commencé à ressentir de vives douleurs dans le genou droit, et hier le genou gauche a été envahi à son tour. Il n'y a pas eu de gonflement.

La mère a toujours joui d'une bonne santé, elle a succombé en mars 1876, à la suite d'un étranglement herniaire. Le père est très chétif et, il serait, parait-il, atteint de phthisie. Il est toujours indisposé et ne peut travailler que rarement. Il vit dans une misère profonde, et habite avec son enfant un rez-de-chaussée très humide.

13 février. A son entrée à l'hôpital, la malade ne peut remuer les membres inférieurs, tant sont vives les douleurs dans les genoux. Ni rougeur, ni tuméfaction. Prescription : Julep gommeux avec 6 gram. de salicylate de soude et 20 grammes de rhum.

Le soir, le pouls est à 116; temp. 39, 1. Les douleurs toujours aussi vives dans les deux genoux, ont envahi les pieds et l'articulation scapulo-humérale droite. Rien au cœur.

Le 14. Pouls 116. Temp. m., 37, 4; S. 38, 2. Les douleurs sont moins vives, mais comme elles persistent, on donne 8 grammes de salicylate de soude.

Le 15. Temp. m., 37, 4; S. 37, 6. Les douleurs ont entièrement disparu. Il n'y a aucun trouble du côté de l'appareil auditif, mais l'enfant se plaint de voir continuellement passer devant ses yeux des ronds dorés. Salicylate de soude, 6 grammes.

Le 16. Temp., m., 37, 4; S. 37, 6. Légère douleur dans l'aîne droite. Le premier bruit du cœur est un peu prolongé, à la pointe.

Le 17. Temp. m., 36, 9; S. 37. Ni douleur ni fièvre. Même état des bruits cardiaques.

Le 20. Temp. m., 36, 9; S. 37. Le soir, la malade accuse un peu de douleur dans les deux aînes.

21 Temp. 36, 8. L'enfant s'est levée pour qu'on fasse son lit, mais l lui est impossible de rester debout, tant elle a les jambes faibles.

Le 23. Plus de douleurs dans les aînes. L'enfant se lève et marche avec facilité.

Depuis ce jour, l'amélioration ne fait que s'accroître, et le samedi 16 mars, la jeune fille sort de l'hôpital complètement guérie et sans aucun bruit anormal au cœur.

Obs. XXIII. — Danière, (Alexandre), âgé de 6 ans, entre le 18 février, salle Saint-Louis, lit 11.

Cette observation sera courte, car, contraint de nous absenter, nous n'avons pu la suivre dans tous ses détails. Mais là encore l'action du salicylate a été trop manifeste pour que nous puissions la passer sous silence.

Aucun renseignent sur les antécédents et sur l'hérédité.

L'enfant dit être malade depuis dix jours. Il a ressenti d'abord de la céphalalgie et un peu de fièvre. Puis les douleurs ont débuté dans le genou droit et le lendemain ont gagné le genou gauche. Plus tard le poignet droit et ensuite le gauche ont été envahis à leur tour.

A son entrée, l'enfant accuse des douleurs peu vives dans les jointures précitées, et l'on constate de la tuméfaction au niveau des deux poignets. Bruit de souffle au premier temps, et à la pointe.

On donne 4 grammes de salicylate de soude que l'on supprime après trois jours, les douleurs ayant disparu et l'état général étant aussi satisfaisant que possible. Aucun trouble sensoriel.

Les douleurs n'ont plus reparu, mais, au bout d'une quinzaine de jours, l'enfant a été atteint d'une angine couenneuse à laquelle il a succombé.

Obs. XXIV. Chéreau (Simone), âgée de 10 ans et demi, entre à l'hôpital des Enfants, le 12 mars 1878, et est couchée au lit 17 de la salle Ste Geneviève.

Aucun antécédent rhumatismal chez les parents. Le père est d'une constitution robuste, se porte très bien, la mère d'une santé assez chétive, a eu le carreau dans sa jeunesse, et depuis elle n'a fait aucune maladie. Ont eu trois enfants, dont l'un est mort de méningite; le dernier est bien portant.

Cette petite fille est pâle et anémique, d'une constitution scrofuleuse. Elle a été atteinte de rougeole à l'âge de 7 mois, elle a eu la jaunisse il y a 13 mois. Depuis un mois, malaise général, il y a quinze jours que l'enfant est alitée ; à cette époque, la mère a remarqué de la fièvre, en même temps, l'enfant a accusé de vives douleurs dans le bras droit, qui est resté subitement comme paralysé. Les douleurs ont ensuite envahi successivement le pied droit, le pied gauche et la main gauche. Ni vomissement, ni diarrhée. On constate du prolapsus de rectum qui a paru à la suite d'une forte diarrhée.

Aujourd'hui l'enfant se plaint de douleurs vives, la jambe et le bras droit. Gonflement douloureux *avec rougeur vive au niveau du deuxième métacarpien de la main gauche ;* sous le point rouge, on a la sensation d'une tumeur dure et immobile qui fait songer à de la périostite. *Gonflement œdémateux avec coloration rosée* de la face dorsale du pied droit; la pression sur cette face paraît très douloureuse, de même qu'à la face plantaire. La douleur ne semble pas se propager dans la jambe. Rien au genou, ni au pied gauche. Toutes les autres articulations sont libres. La langue est un peu saburrale. Rien au cœur, ni dans le poumon. Temp. 37°,4.

Le 13 mars. Même état, nuit mauvaise; pas de sommeil. Temp. m. 37°,2, s. 37°,7.

Prescription. Pommade avec iodure de plomb, 4 grammes, pour 20 grammes d'axonge; sirop d'iodure de fer; huile de foie de morue.

Le 14. Temp. m., 37°,1; s. 37°,8. L'état de la main gauche paraît s'être amélioré un peu, mais la deuxième articulation métacarpo-phalangienne se prend. Il n'y a donc plus aucun doute à avoir sur le diagnostic; ce n'est pas d'une affection osseuse qu'il s'agit, mais bien d'un rhumatisme.

Prescription. Salicylate de soude, 2 grammes; baume tranquille et coton.

Le 15. Nuit meilleure. L'enfant a moins souffert et a pu dormir. Les caractères physiques restent les mêmes. Temp. m. 37°,2. S. 37°,6. Salicylate de soude, 3 grammes.

Le 16. Temp. m. 37°,2; S. 38°,2. Le dos du pied est moins enflé, mais on constate du gonflement au niveau de la malléole externe. La main gauche va mieux. Salicylate de soude, 4 grammes.

Le 17. Temp. m. 37°,2; S. 38°,2. Même état, même traitement.

Le 18. Temp. m. 36°,4; S. 37°,2. Les douleurs articulaires ont presque disparu; il n'y a, pour ainsi dire, plus de gonflement. L'élévation de température signalée hier au soir semble due à l'apparition sur les membres inférieurs de petites macules rougeâtres, sans caractère bien précis. On suspend la salicylate.

Le 19. Temp. m. 38°,4; S. 38°,6. Même état. Le papules présentent à leur sommet, une petite vésicule affaissée, ressemblant à de la varicelle; pas d'éruption sur le tronc. L'analyse des urines dénote la présence d'une grande quantité de salicylate.

Le 20. Temp. m. 37,2; S. 37,8. L'enfant va bien. L'éruption en est toujours au même point. On trouve encore du salicylate dans les urines, bien qu'en moins grande quantité.

Le 21. Temp. m. 37, S. 38,6. Il n'y a plus de salicylate dans les urines.

Le 22. Temp. m. 36,8; S. 38,2. Diarrhée, six selles depuis hier soir.

Le 23. Temp. m. 37,3; S, 38. Encore un peu de diarrhée. Les vésicules notées, il y a 4 jours, ont disparu. L'enfant dort et mange bien. On peut, aussi bien aux membres inférieurs, exercer de la pression et exécuter sous les mouvements de flexion et d'extension sans que la petite malade accuse le moindre signe de douleur.

Le 24. Temp. m. 37,7; S. 37,8.

Le 25. Temp. m. 36,8.

Le 31. Temp. m. 38; S. 39. Les douleurs n'ont plus reparu, mais l'enfant a passé une mauvaise nuit. On constate la respiration et la toux caractéristique du croup. Il y a sur les amygdales quelques plaques blanches, larges comme des lentilles, et qui paraissent peu adhérentes. Pas d'albumine dans les urines. Prescription : potion avec 0,50 centigramme d'extrait oléo-résineux de cubèbe et sirop de limon.

Le 1er avril. Temp. m. 39,8; S. 40,2. Il y a menace de suffocation. On pratique la trachéotomie.

Le 2. Mort. L'autopsie n'a pas été faite.

Obs. XXV. — Maria Toussaint, âgée de 13 ans, est entrée, le 28 Juin 1877, salle Sainte-Mathilde, n° 23.

Cette enfant a déjà été soignée à l'hôpital Sainte-Eugénie, il y a trois ans, pour des douleurs rhumatismales légères dont elle a été guérie assez rapidement.

La mère de l'enfant a eu plusieurs attaques de rhumatisme.

Depuis trois ans, l'enfant n'avait pas été malade, lorsque le 25 juin elle a éprouvé de vives douleurs dans les deux genoux.

A son entrée dans la salle, elle a de la fièvre, 39°. Elle se plaint de douleurs dans les jambes et les genoux.

La pression sur les massses musculaires des mollets lui fait pousser des cris. Il y a également de la douleur si l'on veut faire plier les genoux et les articulations tibio-tarsiennes.

Cependant on ne trouve ni tumeur ni rougeur au niveau de ces articulations. Les autres jointures ne sont pas douloureuses. L'enfant se plaint en outre d'une douleur au milieu des fausses côtes gauches. Mais l'ausculation est négative à ce niveau ainsi que dans le reste de la poitrine. On constate au cœur un léger prolongement du premier bruit à la pointe. La langue est blanche, l'haleine fétide : rien à la gorge. Pas de céphalalgie.

Le 29 juin. L'enfant accuse toujours des douleurs dans les deux genoux, qui sont toujours un peu tuméfiés. Les douleurs des mollets persistent; l'hypochondre gauche est toujours douloureux. La percussion

(1) Les observations qui suivent de XXV à XXX sont empruntées à M. Guinoiseau (thèse de Paris, 1878).

et l'auscultation sont négatives. Traitement : salicylate de soude, 6 grammes; huile de ricin 15 gr.

Le 30 Juin. Malgré les 6 grammes de salicylate, les deux genoux restent très douloureux au toucher. Les mouvements paraissent extrêmement gênés. De plus, la pression du trochanter gauche est devenue douloureuse. Enfin, au coude droit, il y a un peu de rougeur et de tuméfaction de la peau, 84 pulsations. La température est restée en plateau sur celle d'hier 39°2. Continuer la salicylate de soude.

Le 1er Juillet le pouls et la température, qui s'étaient abaissés, hier soir, se sont relevés ce matin. T. 38,6 ; pouls 96. La douleur du coude et celle du trochanter ont disparu; mais les genoux restent tuméfiés et très-douloureux.

Au point de vue de la douleur, l'effet du salicylate a donc été peu sensible. Cet effet semble avoir été plus apparent sur le pouls et la température, qui ne se sont peut-être relevés ce matin que parce que la potion a été achevée hier dans l'après-midi. Comme le médicament s'élimine très-facilement, l'organisme a échappé à son influence depuis 16 heures au moins. La dose de salicylate est aujourd'hui portée à huit grammes.

Le 2 Juillet. Dès hier soir, le pouls était tombé à 64. Ce matin il est resté à 68. Aujourd'hui l'apaisement des douleurs n'est pas contestable. Il importe de noter que l'emploi du médicament a été gradué de telle sorte que la dernière dose a été prise aujourd'hut à 6 heures du matin. Continuation du salicylate.

3 Juillet. 68 pulsations. Les douleurs sont plus vives qu'hier. Le plus léger attouchement fait sursauter la malade, et la rotule est manifestement soulevée, ce qui peut tenir à ce que, aujourd'hui, la potion a été terminée beaucoup plus tôt qu'hier. Même dose du médicament.

Le 5 Juillet. Dès hier matin la douleur avait sensiblement diminué. Aujourd'hui elle paraît avoir complètement disparu. Le genou gauche est encore un peu tuméfié. 66 pulsations.

Le 6 Juillet. Les mouvements dans le lit sont assez faciles. Cependant la marche est impossible. Etat général satisfaisant.

Le 7 Juillet. Les douleurs sont presque nulles. La tuméfaction du genou gauche a complètement disparu. La malade se plaint de crampes d'estomac. Est-ce l'effet du salicylate?

Le 8 Juillet. Bien que les mouvements soient très-libres au lit, la marhe est encore impossible. Suppression du médicament.

Le 9 Juillet. Statu quo absolu. La marche est aussi impossible qu'hier. La pression du genou gauche paraît même un peu plus douloureuse.

Le 11 Juillet. Les douleurs sont revenues depuis deux jours, notamment au genou gauche; on donne aujourd'hui 6 grammes de salicylate de soude.

Le 12 Juillet. Malgré la reprise de la potion salicylée, le genou gauche reste toujours douloureux. Le médicament est porté à 8 gr.

Le 13 Juillet. La douleur au toucher est moins vive, mais la marche est toujours impossible.

Le 14 Juillet. Ce matin le genou gauche est moins douloureux au toucher. La marche est possible mais elle manque d'abandon. Il y a même une certaine raideur, presque de la contracture. Cependant la pression le long des apophyses épineuses est indolore, et la sensibilité reste parfaite.

Le 16 Juillet. Il est évident que la difficulté de la marche ne vient pas seulement des douleurs articulaires. Elle a quelque chose d'ataxique. On supprime le salicylate et on donne calomel 0 gramme 50 c. et jalap 0 gr. 40.

Le 17 Juillet. La marche est certainement plus facile qu'hier, mais elle a quelque chose de contraint qui sent un peu l'exagération. Le purgatif a provoqué plusieurs selles. Application de ventouses le long de la colonne vertébrale.

Le 18 Juillet. La marche est beaucoup plus libre et pour la première fois l'enfant remonte seule au lit.

Le 19 Juillet. La marche est facile et les douleurs sont absolument nulles.

Le 21 Juillet. Coïncidence ou effet : l'imminence du fer rouge que l'on se proposait d'appliquer en pointes le long de la colonne vertébrale donné à la marche plus d'assurance. Depuis ce moment progrès rapides.

Le 29 Juillet. L'enfant sort complètement guérie.

Obs. XXVI. — Augustine Henry, âgée de 13 ans, est entrée le 18 décembre 1877, salle Sainte-Mathilde, n° 27.

L'enfant a eu, il y a deux ans, une première attaque qui ne dura que quinze jours.

Depuis neuf jours, elle a été reprise sans cause appréciable de douleurs dans les articulations tibio-tarsiennes des deux côtés. Les deux genoux sont atteints, mais surtout le droit. L'épaule et le poignet droits sont douloureux.

Il n'y a pas d'oppression et l'auscultation de la poitrine est négative. Pas de palpitations ; cependant on constate un bruit de souffle assez intense à la pointe au premier temps : T. 39.

Le 11 décembre. 124 pulsations. Insomnie.

Le poignet droit est libre, mais la gauche s'est pris depuis hier. Les articulations tibio-tarsiennes sont tuméfiées et douloureuses, ainsi que les genoux.

Le souffle systolique de la pointe est extrêmement accusé. La langue est fébrile, un peu rouge sur le limbe, sans enduit. Traitement : salicylate de soude 4 gr.

Le 12 décembre. Les articulations tibio-tarsiennes sont tout à fait libres : mais les genoux sont encore douloureux et tuméfiés ; l'épanchement a disparu à droite pour se montrer à gauche.

Les poignets qui étaient dégagés hier soir sont repris ce matin, ainsi que les petites articulations des doigts. Le souffle systolique de la pointe est moins rude qu'hier. A la base on trouve un souffle qui paraît être liquidien, quoique présentant une certaine rudesse. L'enfant accuse au niveau de la dernière fausse côte gauche une douleur assez vive, mais on ne trouve rien dans les poumons ni les plèvres. Le médicament est continué à la même dose qu'hier.

Le 13 décembre. Toutes les articulations sont libres. Il y a encore un peu de raideur dans les poignets. La rotule gauche est légèrement soulevée. Le souffle systolique de la pointe est toujours très marqué. 96 pulsations. Même traitement. Vésicatoire à la région précordiale.

Le 14 décembre. 100 pulsations. L'enfant accuse seulement une douleur au niveau des fausses côtes, mais la respiration est pure.

Le 15 décembre. *Statu quo.* 2 grammes de salicylate de soude seulement.

Le 17 décembre. Aucune apparence de douleur. Le souffle systolique de la pointe a certainement diminué d'intensité,

L'enfant n'éprouve aucun des effets du salicylate ; pas de surdité, ni de bourdonnements d'oreilles. On donne seulement 1 gramme de salicylate.

Le 18 décembre, 82 pulsations. L'enfant accuse ce matin une douleur dans le coude droit. L'allure générale est moins libre.

Rien dans les plèvres. Pas de changements dans les bruits cardiaques.

Le 19 décembre, 84 pulsations. L'enfant souffre au côté droit, mais surtout au niveau des extenseurs. Céphalalgie sans bourdonnements ni sifflements d'oreilles. Traitement : 4 gr. de salicylate.

Le 20 décembre. Ce matin, la douleur au coude a disparu, ainsi que celle de l'avant-bras. Légère douleur au niveau de l'annulaire droit.

Le 21 décembre. Toute trace de douleur a disparu. On continue cependant le médicament.

Le 28 décembre. La malade va tout à fait bien. 1 gr. seulement de salicylate.

Le 29 décembre. L'enfant accuse ce matin une douleur au niveau des insertions musculaires supérieures du trapèze, douleur que la pression augmente. Les mouvements de latéralité de la tête sont presque impossibles, 4 grammes de salicylate de soude.

Le 30 décembre. Les mouvements de la tête sont tout à fait libres. La douleur cervicale a disparu et la pression ne la pas fait renaître.

Le 31 décembre, 3 gr. de médicament.

Le 1er janvier, 2 gr. de salicylate.

Le 3 janvier, 1 gramme.

Le 5 janvier. Depuis deux jours, l'enfant ne prend qu'un gramme de salicylate, et ce matin elle accuse des douleurs au niveau de l'épitrochlée des deux côtés.

La dose du médicament est reportée à 4 grammes.

Le 6 janvier. L'effet du salicylate n'a pas été cette fois aussi accusé que précédemment. Les douleurs épitrochléennes persistent.

Le 10 janvier. Les douleurs ont disparu. 3 grammes de salicylate.

Le 11 janvier, 2 gr. du médicament.

Le 12 janvier, 1 gramme.

Le 15 janvier. L'état général est satisfaisant. Les douleurs ont disparu et le médicament est supprimé. Il y a une légère atténuation dans la rudesse du souffle cardiaque.

Le 16 janvier. L'examen de l'urine prouve que toute la trace de salicylate a disparu.

Le 19 janvier. L'enfant est complètement guérie.

Obs. XXVII. — Paul Morel, âgé de 14 ans, est entré le 13 février 1878 à la salle St-Benjamin, n° 28.

Cet enfant a été soigné l'année dernière dans le service pour une fièvre typhoïde, et il est sorti complètement guéri. Depuis quinze jours, il est mal à l'aise, mais c'est seulement depuis deux jours (11 février) qu'il se plaint de douleurs vagues dans les articulations.

Hier, ces douleurs sont devenues plus vives.

Le 14 février. Aujourd'hui, on constate de la rougeur et de la tuméfaction à la partie interne du pied droit. La douleur, à la pression, occupe le trajet des tendons des fléchisseurs des orteils et la partie moyenne de la plante du pied.

Les deux genoux présentent de la rougeur et un empâtement général des tissus périarticulaires. 80 pulsations. Pas de douleur à la région précordiale, ni d'exagération de la matité à ce niveau.

On entend un bruit de souffle systolique localisé à la pointe, mais peu intense.

A la base, on constate un souffle liquidien doux, moelleux, se prolongeant dans les artères. Traitement: 4 grammes de salicylate de soude.

Le 15. 76 pulsations. Il y a un soulagement notable depuis hier. Les genoux n'ont pas sensiblement diminué de volume, mais ils sont beaucoup moins douloureux. Il n'y a soulèvement de la rotule ni d'un côté ni de l'autre. Aucune nouvelle articulation n'est prise. Le souffle systolique est un peu moins marqué.

Même traitement.

Le 16. Toute trace de douleur a disparu.

Le 18. L'apyrexie est complète. Tous les mouvemeuts sont parfaitememént libres.

Il n'y a pas de modification dans les bruits du cœur. On réduit le salicylate à 3 grammes.

Le 20. 2 grammes de salicylate.

Le 21. 1 gramme.

Le 25. Aucune douleur rhumatismale n'est revenue. Le souffle systolique de la pointe est très atténué. Celui de la base persiste. Le malade est pâle, anémié; on lui donne deux pilules 0,20 c. de tartrate ferrico-potassique et du vin de quinquina. Il continue à prendre un gramme de salicylate.

Le 1er mars. Suppression dn salicylate.

Le 9 mars. La pâleur a sensiblement dimiuué. L'état général est parfait, et le souffle systolique de la pointe a disparu.

Le 10. L'enfant qui devait partir aujourd'hui en convalescence a été repris de fièvre hier soir, et éprouve des douleurs au niveau des insertions du trapèze. Diète.

Le 12. Toute douleur a disparu.

L'enfant est apyrétique, les mouvements du cou sont très libres.

Le 15. L'enfant sort guéri.

Obs. XXVIII. — Marie Kouckert, âgée de 11 ans, est entrée le 25 avril 1878, salle Ste-Mathilde, n° 30.

L'enfant a eu, vers l'âge de 2 et 3 ans, la rougeole, puis la scarlatine. Depuis cette époque, elle a joui d'une bonne santé, lorsque, il y a dix jours, elle se mit au lit, et bientôt elle fut prise de fièvre, elle ressentit des douleurs vives dans les deux genoux et dans les articulations tibio-tarsiennes, douleurs qui persistent encore aujourd'hui et s'accompagnent de soulèvement de la rotule des deux côtés. Les parties malades sont rouges et tuméfiées. De plus, la malade se plaint d'une douleur à la hanche droite.

L'examen des poumons est négatif. Langue blanche, soif vive, constipation. Au cœur, on constate un bruit de frottement. Traitement : 2 gr. de salicylate de soude.

Le 26 avril. Les douleurs ont persisté toute la nuit, ainsi que le gonflement; ce matin, on constate un état saburral des premières voies digestives. Au cœur, le double bruit existe toujours, mais ne s'accompagne pas de douleur à la région précordiale ni d'augmentation de la matité.

Le 27. Sous l'influence de l'éméto-cathartique, la malade a éprouvé un soulagement notable dans la soirée, et on a suspendu l'emploi du salicylate de soude. Dans la nuit, il est survenu une douleur au pied gauche. Les hanches sont tout à fait libres, mais les genoux sont très tuméfiés; il y a surtout à gauche une grande accumulation de liquide. L'articulation tibio-tarsienne gauche est très douloureuse.

Le bruit de frottement persiste, mais les bruits de la pointe sont plus sourds qu'hier. L'examen des poumons et des plèvres est négatif, quoique le rhythme respiratoire soit entrecoupé. P. 88. Traitement : eau laiteuse, et salicylate de soude, 4 grammes.

Le 28. La nuit a été bien meilleure, le sommeil n'a été interrompu qu'une seule fois. Ce matin, bien-être mieux accusé. Les genoux sont beaucoup plus libres. Le gauche est encore tuméfié, mais sans hydarthrose. Le droit contient un peu de liquide. L'articulation tibio-tarsienne est toujours rosée et gonflée. Légère voussure précordiale. La pointe bat très-nettement et soulève le doigt au cinquième espace. La matité précordiale est exagérée, les bruits sont plus nets et l'on constate un bruit systolique manifeste. La respiration est très dure. Même traitement qu'hier. Quatre ventouses scarifiées à la région précordiale.

Le 29. Ce matin, à la visite, l'enfant est assise sur son lit avec un visage excellent. Elle remue très bien toutes les articulations. Néanmoins les genoux sont encore tuméfiés. La douleur, la coloration rosée, le gonflement de l'articulation tibio-tarsienne ont disparu. 80 pulsations. L'enfant dit avoir éprouvé de la céphalalgie temporale et des bourdonnements d'oreilles qu'elle ne ressent plus ce matin. 3 grammes de salicylate.

Le 30. 80 pulsations. Les douleurs ont disparu, mais il y a encore un peu de liquide dans le genou droit. A la pointe du cœur on entend très nettement le bruit du souffle systolique. A la base le bruit de frottement se perçoit, mais il est plus doux. 2 grammes de salicylate.

1er mai. 80 pulsations régulières. 2 grammes du médicament.

Le 3. 1 gramme ds salicylate.

Le 4. L'état général est satisfaisant, mais les bruits anormaux du cœur persistent. Le souffle systolique de la pointe est très net. Mais, déjà en ce point, on entend dans le lointain un souffle diastolique, qui devient d'autant plus manifeste qu'on se rapproche de la base, et il a maintenant un caractère trop aspiratif pour qu'on puisse en faire un frottement. Le pouls, du reste, est onduleux, sans prendre tout à fait le caractère du pouls de Corrigan.

Le 8. Suppression du salicylate.

Le 9. L'enfant a ressenti ce matin, au niveau de l'articulation méta carpo-phalangienne du médius droit une douleur qui rend la flexion douloureuse.

Le 11. L'enfant n'accuse plus aucune douleur. Il y a une atténuation marquée dans le souffle systolique de la pointe. Le bruit diastolique de la base persiste, mais est moins prononcé.

Le 18. Les souffles cardiaques sont encore plus atténués, aussi bien celui de la base que celui de la pointe. L'enfant ne ressent plus aucune douleur, et sort en bon état.

Ob. XXIX. — Charles Guillaume, âgé de 12 ans, est entré le 13 mars 1877, salle Saint-Benjmain, n° 2.

Le 14 mars. Cet enfant, quoique maigre et délicat, n'a jamais fait de maladie. Il arrive à l'hôpital, se plaignant de douleurs au niveau des chevilles ainsi qu'aux attaches épicondyliennes et épitrochléennes des muscles de l'avant-bras. Dans ces points, il y a une légère douleur et de la tuméfaction. L'enfant a peu de fièvre. A l'examen du cœur on constate que la matité précordiale dépasse la limite normale. La pointe bat un peu en dehors du mamelon. A la pointe on entend un bruit de souffle continu qui diminue à mesure qu'on se rapproche de la base. Il existe de plus un bruit systolique à la base, au foyer d'auscultation de l'orifice aortique. Traitement : vésicatoire à la région précordiale ; potion avec trois grammes de salicylate de soude.

Le 15. Jusqu'à présent, les douleurs signalées ont persisté. Ce matin il n'y a pas de fièvre. Mais le salicylate n'a amené aucune modification dans les douleurs.

Le 16. Le malade dit ne plus souffrir. Par conséquent, le médicament, au troisième jour, aurait produit l'effet qu'on attendait. On continue la même dose de salicylate.

Le 17. Les douleurs ne se sont pas reproduites, le gonflement et la rougeur ont disparu. Le bruit de souffle de la pointe et le souffle systolique persistent.

Le 18. Le malade allant bien, la dose de salicylate est réduite à un gramme.

Le 20. Absence complète de douleurs. Suppression du médicament. Il n'y a pas de modifications dans les bruits cardiaques.

1er avril. L'enfant sort complètement rétabli.

Obs. XXIX bis. — Terfereau (Emile), âgé de cinq ans, entré le 16 mai, salle Saint-Benjamin, n° 5.

L'année dernière, l'enfant a eu une pneumonie. Il y a cinq semaines, il a eu une rougeole dont l'éruption a été longue à se faire. Depuis cette dernière affection il n'a cessé de tousser. Il a conservé un certain malaise, de l'inappétence et de la fièvre. Cet état maladif persistait, lorsque, il y a deux jours, l'enfant a été repris de fièvre, et le soir il a accusé une douleur dans le genou droit.

17 mai. Aujourd'hui, les deux genoux sont rouges et tuméfiés. Il n'y a rien au cœur. On entend quelques râles à bulles humides aux deux bases des poumons. 122 pulsations. *Traitement :* Tartre stibié 0,040 milligrammes en trois reprises. Lait et limonade.

18 mai. 112 pulsations. L'enfant a eu des plaintes dans la nuit sans délire. Le tartre stibié a déterminé plusieurs selles et vomissements. Les mouvemements de flexion et d'extension des genoux sont toujours douloureux. La rotule gauche est un peu soulevée par le liquide. Le poignet droit est un peu douloureux sans qu'il y ait de rou-

geur en ce point. Il y a toujours quelques rhonchus et râles humides aux bases. *Traitement :* 2 gr. de salicylate.

19 mai. 92 pulsations. Les douleurs rhumatismales ont complétement disparu. Les genoux ne sont ni rouges ni tuméfiés. Même traitement.

20 mai. L'enfant est assis sur son lit. Il n'a pas de fièvre et ne ressent plus aucune douleur. Le traitement est supprimé.

22 mai. L'enfant est guéri.

Obs. XXX. (Communiquée par M. Simon. — Chautte (Augustine), agée de 13 ans 1/2 entrée le 16 juillet 1877, salle Sainte-Mathilde, lit n° 28. (Service de M. Bergeron),

16 juillet. Cette enfant est chétive ; (sa mère était tuberculeuse.) Elle est souffrante depuis huit jours environ, mais n'est alitée que depuis trois jours. La fièvre est vive, la langue est blanche, pas de vomissements, ni de diarrhée.

Les douleurs sont très vives au niveau des genoux, où on constate d'ailleurs, de la longueur et du gonflement ; il en est de même pour les articulations tibio-tarsiennes.

Rien au cœur. Rien dans la poitrine.

Soir. Pouls 120. Température 40°,6.

17 juillet. Les douleurs, le gonflement, la rougeur des articulations tibio-tarsiennes et femoro-tibiales des deux côtés n'ont subi aucune modification. Aucune modification n'est survenue ni du côté de la plèvre ni du côté du cœur.

L'hyperthermie persiste (T. 40).

La langue est saburrale, rouge à la pointe, soif vive, anorexie, constipation.

Tartre stibié 0 gr 10.
Sulfate de soude 30 gr.

18 juillet. A la suite de l'éméto-cathartique qui a produit beaucoup d'effet, le pouls s'est relevé, la nuit a été meilleure, et l'enfant accuse ce matin une diminution sensible dans la douleur des membres inférieurs. Mais il est survenu ce matin une douleur dans le poignet gauche : on ne constate a ce niveau ni rougeur ni gonflement.

Les genoux sont aussi tuméfiés qu'hier ; la rougeur a disparu. Aux malléoles la rougeur et le gonflement persistent, mais, la pression est certainement moins douloureuse. Rien au cœur. Pouls 88.

Salicylate de soude, 6 gr.
Eau distillée de laurier-cerise, 1 gr.

19 juillet. Pouls matin 64. Disparition presque absolue des douleurs aussi bien aux pieds qu'aux genoux. Le gonflement a aussi presque complètement disparu. Rien au cœur, rien dans les plèvres. La langue est presque nettoyée. Il y a eu une selle liquide. Fièvre. Salicylate de soude 6 gr.

Le 20. Toute trace de douleur a disparu ce matin. On réduit à trois grammes, la dose de salicylate de soude.

Le 21. Il n'est plus question de douleur. L'état général est excellent et ce médicament n'a produit aucun de ses effets physiologiques habituels ; ni surdité, ni bourdonnement d'oreilles, ni nausées, ni vomissements. L'enfant a toujours été très pâle. Elle le parait encore plus depuis que la fièvre est tombée. Elle a en effet à la base, au premier temps, et dans les vaisseaux du cou un souffle liquidien. Continuation du salicylate de soude.

Le 22. 1 gr. 50 de salicylate de soude.

Le 24. L'enfant n'éprouve aucun des troubles attribués au salicylate de soude. L'appétit se maintient, et les douleurs n'ont point reparu.

Le 26. Suppression du salicylate de soude.

4 Août. La malade quitte l'hôpital complètement guérie.

Obs. XXXI. Le nommé Roux, âgé de 12 ans, entre le 1er mai 1879, salle Saint-Joseph, lit n° 25 (service de M. Cadet de Gassicourt, observation recueillie par M. Soyez, externe du service).

Cet enfant a été soigné au mois de septembre 1878, pour une première attaque de rhumatisme articulaire aigu.

Le 1er mai. Nous constatons à l'entrée à l'hôpital, les symptômes suivants.

Douleurs vives dans le genou droit, ayant débuté il y a quinze jours environ. Le poignet droit et les articulations des doigts sont aussi très douloureux. Etat saburral des voies digestives, fièvre assez vive. Rien au cœur.

Le 2. Les douleurs persistent. *Traitement* : Sailcylate de soude 6 grammes.

Le 2. Amélioration très notable des douleurs dans toutes les articulations.

La dose de salicylate est abaissée à 4 grammes.

Le 4. L'enfant a vomi le salicylate de soude. Le médicament est supprimé et remplacé par un bain sulfureux.

Le 5. 6. 7. Les douleurs diminuent progressivement. Les mouvements des articulations redeviennent faciles.

Le 12. Le rhumatisme reprend toute son acuité. Les genoux sont très douloureux. Les articulations tibio-tarsiennes sont gonflées, rougeur de la peau, mouvements impossibles. Température matin 39,6 ; soir 39,4. *Traitement* : Salicylate de soude, 6 grammes.

Le 13. Le salicylate n'est pas supporté ; vomissements, on le supprime malgré l'amélioration marquée qu'il a amenée dans les douleurs. Temp. matin 38,2 ; soir 39,8.

Le 14 Extension du rhumatisme au coude et au poignet gauches. Disparition dans les membres inférieurs. Temp. matin 39,6 ; soir 40. Sulfate de quinine 0,60 centigr.

Le 15. Les douleurs du bras sont un peu moindres. Pas de bourdonnements.

Sulfate de quinine 0,65 centigrammes. Température matin 39,2 ; soir 39,8.

Le 16. Même traitement. Temp. matin 39,2 ; soir 39,8.

Le 17. Les douleurs diminuent. Les mouvements des articulations sont plus libres ; mais la fièvre persiste. Léger souffle au premier temps et à la pointe. Temp. matin 39,4 ; soir 39,8.

Le 18. Bicarbonate de soude 2 grammes. Température matin 39,2 ; soir 39,4.

Le 19. L'enfant vomit le bicarbonate de soude. Les douleurs ont cessé dans les doigts, un peu de gonflement sur le dos de la main, au niveau de l'articulation de la troisième phalange. Léger souffle au premier temps et à la pointe. Suppression du bicarbonate de soude. Temp. matin 38,4 ; soir 39,2.

Le 20. Douleur dans l'épaule gauche. Friction calmante. Pas de médication interne pour éviter les vomissements. Températures m. 38,2 ; soir 38,4.

Le 21. 22. 23. Les douleurs s'améliorent, la température redescend à la normale. Le 27, le malade quitte l'hôpital.

Obs. XXXII. Brandoury (Paul), âgé de 4 ans ; entré le 21 mars 1879, salle Sainte Joseph lit n° 6. (service de M. Cadet de Gassicourt).

Cet enfant a eu la rougeole, il y a deux ans, et la variole dans le courant de la même année. Il n'a pas eu de rhumatisme. Pas d'antécédents rhumatismaux dans la famille. L'attaque de rhumatisme actuelle a débuté le 18 par le pied gauche.

Le 22. A la visite nous constatons les phénomènes suivants. Genou droit douloureux et gonflé, le membre est dans la demi-flexion et ne peut être ramené dans l'extension, sans arracher des cris au petit malade. Gonflement de l'articulation tibio-tarsienne droite, et rougeur au niveau des malléoles. Rien du côté du cœur. T. matin, 38°,2 ; soir 38. *Traitement* ; Salicylate de soude, 2 grammes.

Le 23. La rougeur des malléoles a disparu ainsi que le gonflement, les douleurs sont très peu marquées, les mouvements de flexion et d'extension peuvent être exécutés sans cris de l'enfant. T. matin 38,7 ; soir, 38,9.

Le 24. Toute douleur a disparu, ainsi que tout gonflement. 2 g. de salicylate. T. matin, 37°,4 ; soir, 37°,6.

Le 30. Le salicylate a été continué jusqu'à ce jour pour éviter une récidive. L'enfant sort guéri, ne présentant rien de côté du cœur. La température était retombée dès le 25 à la normale.

La guérison a été obtenue par deux doses de salicylate de soude, et l'enfant a parfaitement supporté le médicament, malgré son âge peu avancé.

Obs. XXXIII (personnelle). — Dupremery (Antoinette), âgée de 13 ans, entrée le 29 mai 1879, salle Sainte-Geneviève, lit n. 27.

Le père de l'enfant est rhumatisant, jusqu'ici la malade n'avait eu aucun accident rhumatismal.

L'attaque a commencé 10 jours avant l'entrée à l'hôpital. Les pieds, les poignets, les genoux ont été pris successivement. A l'entrée à l'hôpital, ces articulations sont encore endolories, le genou gauche est surtout très-douloureux, peu de gonflement, mouvements de flexion et d'extension impossibles. Rien au cœur. T. 37, 3, salicylate de soude, 6 grammes.

Le 21. Les douleurs ont complètement disparu, les mouvements du genou gauche sont redevenus libres. T. mat., 37, salicylate de soude, 6 grammes.

Le 22. Les douleurs n'ont pas reparu. Suppression du salicylate.

Le 23. Le malade se lève, malgré la defense qui lui en avait été faite.

Le 24. La guérison persiste.

Le 29. La malade quitte l'hôpital.

Obs. XXXIV (personnelle). — Nodot, (Louise), âgée de 13 ans et demi, entre le 4 février 1879, salle Sainte-Geneviève, lit n. 1.

4 février. Angine légère, rougeur de la gorge, fièvre assez vive.

Le 9. Douleurs et gonflement articulaire des coudes et des poignets. Temp. 38, 6, pouls 100; soir Temp. 38,9. *Traitement :* Salicylate de soude 6 grammes.

Le 8. Les douleurs des bras ont disparu, le gonflement persiste seulement un peu aux poignets. Poussée de rhumatisme dans les articulations des genoux et tibio-tarsiennes. T. matin, 38, 9; Soir 39, 2. Même traitement.

Le 10. Plus de douleurs, encore un peu de gonflement des poignets. Le soir la douleur et le gonflement ont disparu. T. 38, 2. matin; soir, 37, 6.

Le 11. Toute trace de rhumatisme ayant disparu et la température étant retombée à la normale, le salicylate est supprimé.

Le 15. Sortie de la malade; à aucun moment on n'a constaté de phénomène morbide, ni du côté du cœur, ni du côté des poumons.

CONCLUSIONS.

Le salicylate de soude est parfaitemsnt toléré par les enfants, même à dose élevée.

Le rhumatisme musculaire cède en quarante-huit heures au plus à l'administration du médicament.

Dans le rhumatisme articulaire, aigu ou subaigu, et dans le rhumatisme scarlatineux, la douleur, la rougeur, le gonflement disparaissent en moyenne après deux ou trois jours, sous l'influence de la médication salicylée.

Le salicylate de soude est tout aussi actif contre les récidives qui peuvent survenir, que contre le rhumatisme à son début.

Il exerce une influence manifeste sur la température et sur le pouls; et l'action antipyrétique est d'autant plus grande que la calorification fébrile est plus élevée.

Sur les complications cardiaques anciennes, le médicament n'a aucune action. Le traitement n'a que peu d'action sur les lésions préalables du cœur; employé au début de la maladie, il empêche le plus souvent l'envahissement des séreuses internes en le prévenant par la rapidité de la guérison.

Les seuls accidents observés ont été des bourdonnements d'oreilles, des vomissements. Ces troubles se sont d'ailleurs montrés plus rarement que chez l'adulte.

Toute lésion empêchant le fonctionnement régulier de l'appareil urinaire est une contre-indication formelle à l'administration du salicylate de soude.

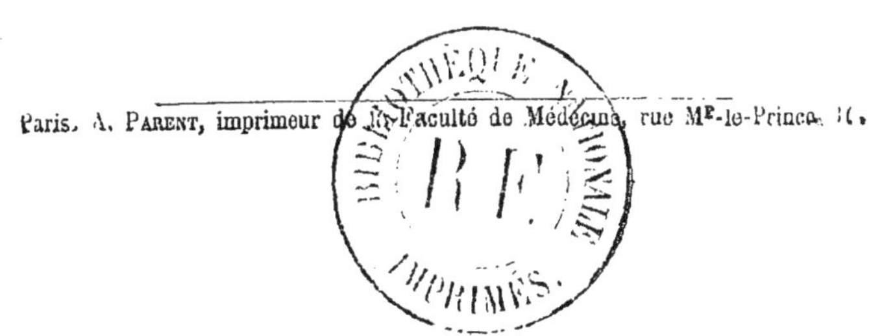
Paris. A. Parent, imprimeur de la Faculté de Médecine, rue Mr-le-Prince, 31.

A LA MEME LIBRAIRIE

DERNIERES PUBLICATIONS

Paris. — A. PARENT, imprimeur de la Faculté de Médecine, rue M.-le-Prince, 29-31.

www.ingramcontent.com/pod-product-compliance
Ingram Content Group UK Ltd.
Pitfield, Milton Keynes, MK11 3LW, UK
UKHW021909260726
13966UKWH00006B/1296